症状別
ファンクショナル
ローラーピラティス

アセスメントからフォームローラーを用いた**エクササイズ**まで

中村尚人［著］

FUNCTIONAL
ROLLER PILATES

注意：すべての学問と同様，医学も絶え間なく進歩しています。研究や臨床的経験によって我々の知識が広がるにしたがい，方法などについて修正が必要となる場合もあります。このことは，本書で扱われているテーマについても同様です。

　本書では，発刊された時点での知識水準に対応するよう，著者や出版社はできるかぎり注意をはらいました。しかし，過誤および医学上の変更の可能性を考え，著者，出版社，および本書の出版にかかわったすべてのものが，本書の情報がすべての面で正確，あるいは完全であることを保証できませんし，本書の情報を使用したいかなる結果，過誤および遺漏の責任についても負うことができません。本書を利用する方は，注意深く読み，場合によっては専門家の指導によって，ここで書かれていることがらが逸脱していないかどうか注意してください。本書を読まれた方が何か不確かさや誤りに気づかれた場合，ぜひ出版社に連絡をくださるようお願いいたします。

はじめに

　運動が健康によいことは，様々な研究によって証明されています。昔から「運動をしている」イコール「健康的」という印象が一般的にありますし，医学分野でも生活習慣病などに対して運動を奨励する医師が多く，厚生労働省も習慣的な運動を推奨しています。しかし運動を推奨するといっても，運動の内容については，ウォーキングやスポーツといった漠然とした概念で表現されていることがほとんどです。つまり，どのように歩くのか，どのようなスポーツがよいのかまでは，具体的に提示されていないことが多いのです。

　運動も薬と同じように，自分に合った量や負荷で行わないと，逆に害になることもあります。さらに，正しい動き方をしなければ，運動が原因で障害を起こしかねません。実際，スポーツ障害は社会的に大きな問題であり，整形外科が対象とする一分野です。スポーツ選手は，ある種けがとの戦いをしているような部分もあります。

　ピラティスは，理想的な動き方を教えてくれる，運動というよりは「健康法」です。私たち人間は，生まれてから死ぬまで，誰に教えられたわけでもなく呼吸をし，歩き，日常生活動作を行っています。しかし，これらの運動は長年の習慣によって歪められ，体の癖となり，気付かないうちにヒトとしての理想的な動き方から逸脱していきます。ピラティスは，それらの動き方の癖を自覚させ，修正し，正していきます。

　肩こりや腰痛など多くの症状が，このような体の不適切な動かし方を原因として起こっています。症状に対し，湿布や痛み止め，マッサージといった対症療法を行っても，キリがありません。ほとんどの原因は自分自身の体の使い方にあるのです。私自身，ピラティスに出会う前は，理学療法士でありながら腰痛や膝痛を持ち，自分自身を健康に導けないまま患者さんと対峙するという矛盾の日々を過ごしていました。今では，体がどの位置にいることが自然で負担がかからないかを熟知していますので，腰痛や膝痛に悩まされることはありません。痛みをとる手技を知っているだけでなく，痛みを起こさない「予防法」を知っているからです。科学的な文献や医学的な常識からだけでなく，自分自身の経験からも，健康法であるピラティスの可能性に魅せられてきたのです。

　野生動物（ペットなどの人間に飼われている動物以外）で，外傷ではなく肩こりや腰痛などの慢性症状に悩まされている動物はいないでしょう。なぜでしょうか。彼らは特別な健康法を行っているのでしょうか。特殊な手技を用いて健康を維持しているのでしょうか。違うはずです。彼らは自然の中で，当たり前の，自然体の姿で生きているのです。魚は泳ぎ，鳥は飛び，馬は走って生きているのです。では私たち人間はどうでしょうか。歩く動物であるはずの人間は，椅子に座りっぱなし，立ちっぱなしになり，鳥でいえば飛ばなくなった鳥，魚であれば泳がなくなった魚です。歩くために進化した体は，歩かない生活習慣の中で本来の機能を消失し，その低下した機能のなかで何とか動こうとして代償運動が多くなり，結果

として体の節々に負担が生じているのです。

　ピラティスは，ヒト本来の歩く体を蘇らせてくれます．重力に抗して体を起こし，体幹を核として体を動かす方法を教えてくれます．また，関節のニュートラルポジション（中間位）をとらせることにより関節の運動連鎖を引き出し，主にインナーマッスルを使って自然な姿勢をとり続ける芯の強さをつくってくれます．

　本書では，筋骨格系の主な症状に対して，フォームローラーを用いたピラティスアプローチ「ファンクショナルローラーピラティス®（functional roller pilates：FRP）」を紹介していきます．フォームローラーは手軽に用いることができ，また画一的ではないクライアントの状態に即してエクササイズを応用することが可能であり，効率的です．FRPはピラティスの基本原則に則しながらも，医学的視点からピラティスエクササイズを吟味し再構成した，日本発の新しいピラティス・メソッドです．

　本書がコメディカルスタッフの方々，各種運動指導者の方々，またピラティスの愛好家の方々の一助になれば幸いです．最後に，現代に生きる私たちに多大な気付きを与えてくれた，ピラティスの生みの親であるジョセフ・ピラティス氏に，またピラティスの道しるべとして著者を導いていただいた医師 武田淳也先生に，心より尊敬の意を表したいと思います．

2017年10月

中村　尚人

目　次

I. 概　論

1. なぜ症状があるのか 2
2. ピラティスを用いる利点 4
   - 2.1　エロンゲーション 5
   - 2.2　コア 6
   - 2.3　アーティキュレーション 6
   - 2.4　アライメント 7
3. ファンクショナルローラーピラティスとは 9

II. アセスメント

1. 姿勢アセスメント 13
   - 1.1　姿勢をみるポイント 13
   - 1.2　アライメントチェックの実際 14
   - 1.3　姿勢からわかること 17
2. 関節の滑走とニュートラルポジション 19
   - 2.1　関節の滑走 19
   - 2.2　関節のニュートラルポジション 20
     - 2.2.1　ワーク1 21
     - 2.2.2　ワーク2 22
   - 2.3　関節の弛緩性（ラキシティ） 23
3. 骨格特性 24
   - 3.1　前捻角 24
     - 3.1.1　クレイグテスト 25
     - 3.1.2　前捻角が大きい場合の特徴 26
   - 3.2　脚長差 28
   - 3.3　腸骨回旋偏位 30
   - 3.4　股関節インピンジメント（FAI） 31
   - 3.5　フラットバック 31
   - 3.6　側弯症 32
   - 3.7　臼蓋形成不全 33

v

        3.8　その他の変形と可動域制限 33
            3.8.1　手首，足首 33
            3.8.2　頭蓋骨 34
    ■全身の骨 36
    ■全身の筋肉 37

III. 各症状のアセスメントとエクササイズ

1. 首こり・肩こり 40
    1.1　首こり・肩こりとその主な原因 40
    1.2　頭頸部に負担のかからない姿勢とは 43
    1.3　首こり・肩こりのアセスメント 44
        1.3.1　肩甲骨上部筋に触れて緊張を確認する 44
        1.3.2　環椎後頭関節のアライメントを確認する 44
        1.3.3　環椎後頭関節の動きを確認する 45
        1.3.4　胸式呼吸で胸郭の拡張方向を確認する 45
        1.3.5　話を聞く 46
        1.3.6　痛みについて把握する 46
    1.4　改善方法 47
        1.4.1　ストレスの軽減と呼吸法 47
        1.4.2　座位姿勢の修正 47
        1.4.3　ハンドバッグやショルダーバッグの代用品を探す 47
        1.4.4　マウスピースの装着 48
        1.4.5　上位胸椎の伸展制限を改善する 48
        1.4.6　「首」と「頚」を使い分ける 49
    1.5　FRP エクササイズ 50
        1.5.1　上位胸椎の伸展を促す：アッパー・ティー・エクステンション 50
        1.5.2　大胸筋・内旋筋のストレッチ 52
        1.5.3　ネック・バック・ストレッチ 55
        1.5.4　脊柱全体の伸展を促す：チェスト・アップ 56
        1.5.5　肩甲骨を下制，下方回旋させる筋肉のストレッチ：
              スウェイング・グラス 57
        1.5.6　首のストレッチ：サイド・リーチ 59
        1.5.7　肩甲骨上部筋への血流を促す：イン・アウト・スキャプラ 60
        1.5.8　頭部の「まんなか」を知る：ヘッド・プッシュ 61
    ■その他の推奨されるエクササイズ，マッサージ 62

■首こり・肩こりに関係する骨，関節，筋肉..62

2. 肩　痛..65
　2.1　肩の構造と肩の主な障害..65
　2.2　肩痛のアセスメント..69
　　　2.2.1　肩関節の可動域を確認する..69
　　　2.2.2　肩甲骨の可動性，体幹の可動域を確認する...70
　　　2.2.3　上方へのリーチ動作を確認する..72
　　　2.2.4　呼吸による胸郭の拡張度を確認する...73
　　　2.2.5　歩行動作を観察する..73
　　　2.2.6　話を聞く..74
　　　2.2.7　痛みについて把握する...74
　2.3　改善方法...75
　　　2.3.1　腕を引く動きよりも伸ばす動きを増やす...75
　　　2.3.2　肩を一方向だけに捻る（回旋する）癖をなくす..................................75
　　　2.3.3　母指の復位方向へのストレッチ..75
　　　2.3.4　脇の下のセルフマッサージ..75
　2.4　FRP エクササイズ..76
　　　2.4.1　腕を伸ばし外旋筋の動きを促す：
　　　　　　ショルダー・エクスターナル・ローテーション.....................................76
　　　2.4.2　腕を伸ばし内旋筋の動きを促す：
　　　　　　ショルダー・インターナル・ローテーション..78
　　　2.4.3　外旋筋の抵抗運動を行う：サイド・アーム・スイング........................79
　　　2.4.4　手の機能を整える：ローラー・グリップ...80
　　　2.4.5　前屈の状態で前鋸筋を促通する：ウエイト・ベアリング....................81
　　　2.4.6　腋窩の伸張と体幹の側屈を促す：アームピッツオープニング............82
　　　2.4.7　肩関節の伸びと体幹の捻りを促す：バックストローク........................83
　　　2.4.8　肩甲骨からの体幹の捻りを促す：スキャプラ・ローテーション.........84
　　　2.4.9　肩関節の屈曲を促す：ウォール・ローラー..85
　■その他の推奨されるエクササイズ，マッサージ...86
　■肩痛に関係する骨，関節，筋肉..87

3. 膝　痛..89
　3.1　膝の構造と膝の主な障害..89
　3.2　膝痛のアセスメント..92
　　　3.2.1　下肢のアライメントを確認する..92

	3.2.2	膝関節の可動域を確認する	92
	3.2.3	反張膝の有無を確認する	93
	3.2.4	大腿の筋緊張を確認する	93
	3.2.5	歩行動作を観察する	94
	3.2.6	話を聞く	94
	3.2.7	痛みについて把握する	94
3.3	改善方法		95
	3.3.1	姿勢を正中化する	95
	3.3.2	スラストを止める	95
	3.3.3	足位を前捻角に合わせる	95
3.4	FRP エクササイズ		96
	3.4.1	足部を安定させスラストを制御する：スロープ	96
	3.4.2	股関節の引き込みと膝の支持力を高める：スクーター	98
	3.4.3	内側広筋の活性化：ウィンドラス・スクワット	100
	3.4.4	内側広筋の活性化：ウォール・スクワット	101
	3.4.5	大腿四頭筋の遠心性収縮と腹筋群の安定性を高める：バック・サポート	102
	3.4.6	股関節ストラテジーの再学習：タンデム・ウォール	103
	3.4.7	歩行中の股関節の衝撃吸収機能を高める：ショック・アブソーバ	104
	3.4.8	体の中心をつくり膝への負担を減らす：ワンレッグ・エロンゲーション	106

■その他の推奨されるエクササイズ ... 108
■膝痛に関係する骨，関節，靱帯，筋肉 ... 109

4. 腰　痛 ... 112

4.1	腰痛とその原因と考えられるもの		112
4.2	腰痛のアセスメント		119
	4.2.1	腰部のアライメントを確認する	119
	4.2.2	生理的弯曲の有無を確認する	119
	4.2.3	歩行動作を観察する	119
	4.2.4	痛みについて把握する	120
	4.2.5	話を聞く	120
4.3	改善方法		121
	4.3.1	エロンゲーションを意識する	121
	4.3.2	左右差を減らす	121

- 4.3.3 胸部の柔軟性を高める 121
- 4.3.4 股関節の柔軟性を高める 121

4.4 FRPエクササイズ 122
- 4.4.1 エロンゲーションを促す：クロスオーバー 122
- 4.4.2 骨盤をニュートラルポジションにしながら腹部を引き上げる：
  ニーリング・ドット 124
- 4.4.3 背筋群を鍛える：アップ・アンド・ダウン 126
- 4.4.4 腹筋の遠心性収縮を促す：エクセントリック・コントロール 128
- 4.4.5 腹筋の遠心性収縮を促す：ダイアゴナル・クリスクロス 130
- 4.4.6 腹筋の遠心性収縮を促す：バリアスネス 132
- 4.4.7 内腹斜筋を使って骨盤帯を安定させる：
  プローン・コンフリクト 136
- 4.4.8 内腹斜筋を使って骨盤帯を安定させる：
  ワンサイド・オブ・ザボディ 138
- 4.4.9 腸腰筋を活性化しハムストリングを抑制する：
  スーパイン・シッティング 140
- 4.4.10 スウェイバックを改善する：グローイン・バック 142
- 4.4.11 前面筋を安定化する：スランティング・アブドミナル 144
- 4.4.12 腸腰筋を活性化し腹部を伸張する：ソアス・エロンゲーション 146
- 4.4.13 骨盤を安定化し股関節の伸展を活性化する：
  ドローイング・アブドメン 149
- 4.4.14 骨盤を安定化し内転筋を活性化する：
  バランシング・アダクター 150
- 4.4.15 対角線上の連結を高める：デザート・リザード 152
- 4.4.16 エロンゲーションを意識しながら体幹の安定性を高める：
  スーパイン・アブドミナル 154

■その他の推奨されるエクササイズ，マッサージ 156
■腰痛に関係する骨，関節，靱帯，筋肉 157

5. その他の症状 160
5.1 浮　腫 160
■推奨されるエクササイズ，マッサージ 163
5.2 自律神経症状 164
- 5.2.1 自律神経の不調により起こる症状 164
- 5.2.2 自律神経の不調の原因と考えられるもの 165
- 5.2.3 改善方法 165

	5.2.4	フォームローラーを使ったリラックス法 165
	■推奨されるエクササイズ，マッサージ 165
5.3	歩行の異常 166
	5.3.1	歩行の観察 166
	5.3.2	異常歩行 167
	5.3.3	FRP エクササイズ 169
	■その他の推奨されるエクササイズ 171

索 引 173

エクササイズ一覧

エクササイズ名 (50音順)	ページ	対応する症状				
		首こり・肩こり	肩痛	膝痛	腰痛	歩行異常
アームピッツオープニング	82		○			
アッパー・ティー・エクステンション	50	○				
アップ・アンド・ダウン	126				○	
イン・アウト・スキャプラ	60	○				
ウィンドラス・スクワット	100			○		
ウエイト・ベアリング	81		○			
ウォール・スクワット	101			○		
ウォール・ローラー	85		○			
エクセントリック・コントロール	128				○	
グローイン・バック	142				○	
クロスオーバー	122				○	
サイド・アーム・スイング	79		○			
サイド・リーチ	59	○				
ショック・アブソーバ	104			○		
ショルダー・インターナル・ローテーション	78		○			
ショルダー・エクスターナル・ローテーション	76		○			
スウェイング・グラス	57	○				
スーパイン・シッティング	140				○	
スーパイン・アブドミナル	154				○	
スキャプラ・ローテーション	84		○			
スクーター	98			○		
ステッピング・ローテーション	169					○
スランティング・アブドミナル	144				○	
スロープ	96			○		
ソアス・エロンゲーション	146				○	
ダイアゴナル・クリスクロス	130				○	
大胸筋のストレッチ	52	○				
タンデム・ウォール	103			○		
チェスト・アップ	56	○				

エクササイズ名 （50音順）	ページ	対応する症状				
		首こり・肩こり	肩痛	膝痛	腰痛	歩行異常
デザート・リザード	152				○	
トータル・ローテーション	170					○
ドローイング・アブドメン	149				○	
内旋筋のストレッチ	54	○				
ニーリング・ドット	124				○	
ネック・バック・ストレッチ	55	○				
バック・サポート	102			○		
バックストローク	83		○			
バランシング・アダクター	150				○	
バリアスネス	132				○	
プローン・コンフリクト	136				○	
ヘッド・プッシュ	61	○				
ポイント・ゲイト	171					○
ローラー・グリップ	80		○			
ワンサイド・オブ・ザボディ	138				○	
ワンレッグ・エロンゲーション	106			○		

I
概　論

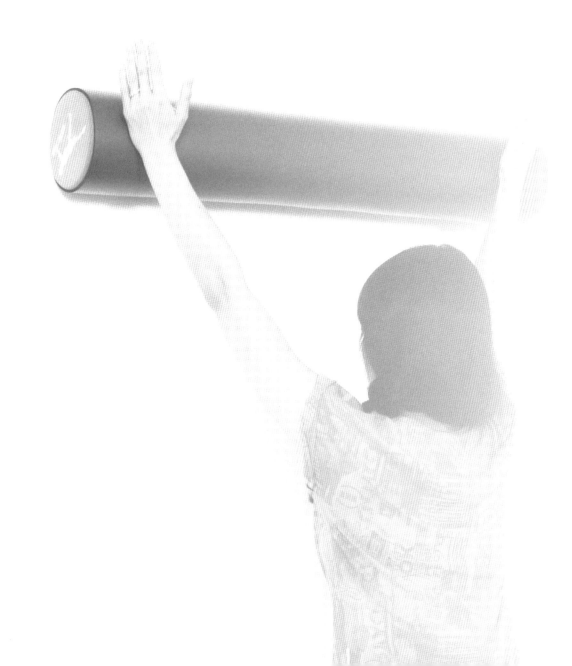

1 なぜ症状があるのか

　症状とは，辞書によると「病気などによる肉体的，精神的な異常」と定義されている。大きく自覚症状と他覚症状に分けることができ，疾患を特定する際に重視されるものである。内科疾患と外科疾患の違いや，疾患の部位により特徴がある。

　代表的な自覚症状には以下のものがある。

- 痛み
- 浮腫
- 違和感
- 痒み
- 悪心，吐気
- 頭重感
- 灼熱感
- こわばり
- 咳
- 寒気，発熱
- 不安感
- 気分の悪さ
- 倦怠感

　症状は基本的に身体の防衛反応であり，身体から自分自身へ向けたサインともいえる。風邪症候群を例にとれば，咳や鼻水はウイルスを排出する反応であるし，発熱は自己免疫力を高めてウイルスの繁殖を抑制するためのものである。倦怠感は身体のエネルギーを免疫などの防衛にあてるために無駄な活動を抑える効果がある。このように，症状自体は害というよりもウイルスへの対処法であり，かつ回復過程に必要な体のオートマチックな防御・治癒機構である。

　ということは，症状そのものが問題というわけではないので，薬などで症状を強引に押さえつけて，とにもかくにも症状をなくせばよいという発想ではなく，なぜ症状があるのかという「原因」に目を向ける必要がある（表1-1）。

　症状の原因を明確にしてそれを取り除くことで，体の危機的状況を脱し，その結果として長期的に症状を消滅または減少させるという発想のほうが，対症療法のみよりも建設的である。そのためには，症状を「害」として捉えるよりも，「体の声」として尊重し，耳を傾ける態度が必要である。

　症状を改善するためには，体の声を頼りに今現れている症状の原因を探り，その原因を起こした自分自身と向き合うことが大

表1-1　風邪症候群の症状と原因

疾患名	ウイルス感染
症　状	咳，鼻水：ウイルスを除去する方法
	発熱：免疫を高めてウイルスに対応する方法
	倦怠感：無駄なエネルギーの消費を抑えウイルスへの対応に集中させる方法
原　因	薄着による体温の低下，栄養不足，喉の乾燥などによる免疫力の低下（易感染性）など

1. なぜ症状があるのか

切である。そうでなければ、教訓から学習できず、何度も再発を繰り返しては再び対症療法に当たらなければならない。

ではここで、「筋骨格系の痛み」について考えてみよう。「膝が痛い」「腰が痛い」などという痛みはどのようなサインなのだろうか。1つは、関節や筋に負担がかかっているというサインである。各器官はストレスに対して許容範囲を持っている。許容範囲内であれば問題は起きないが、範囲を超えれば、当然壊れる。これ以上のストレスは危険だよという体の声が、「痛み」という形で現れる。事故などによる外傷を除けば、筋骨格系の痛みの原因は、主に運動器に対する過剰ストレス、または繰り返される微細ストレスである。これらのストレスは、日常的に考えれば、「不良姿勢」や「誤った体の使い方」から起こる。原因の多くは、意識しないような普段の日常生活での動き方や、スポーツなどでの特徴的な動き方の中にあるのである。

原因がわかれば対処法はとてもシンプルで、「正しい姿勢」と「正しい体の使い方」の獲得となる。ここでピラティスの視点が生きてくる。ヒトとして必要な運動機能の基本原則を、ピラティスのエクササイズを通して獲得することができるのである。

注意：本書では、「治療としての運動」の解説はしていない。医療従事者だけでなく、トレーナーやピラティスインストラクターの方にも参考となるように、医療行為としてではなく、トレーニング指導としてできることを伝えるためである。疾患に関しては、医療機関と必ず連携をとり、医師の診断ならびに指示のもとに、リスク管理およびコンプライアンスを意識した対応を行っていただきたい。

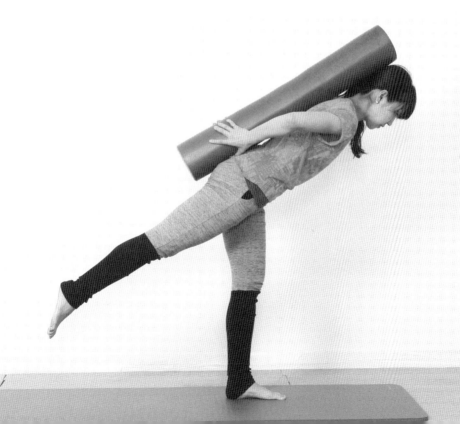

I. 概論

2
ピラティスを用いる利点

　ピラティスはヒトの動きの基本原則をわかりやすくまとめ，エクササイズを通して理想的な動き方を習得することを目的とした体操法である。多くの症状の原因が正常動作からの逸脱だとすれば，理想的な動き方を習得することによって，症状の改善を見込むことができ，また再発を予防することもできる。体操法とはいえ，とりあえず目下の痛みをとるというような対症療法ではなく，ある意味では症状の原因である動き方の改善を行うので，概念としては原因療法といえる。

　もともと民間の健康法であったピラティスも，現在ではクリニックや病院などの医療現場で，運動療法の一種として積極的に取り入れられるようになっている。また，フィットネスジムやパーソナルトレーニングなどでは，健康増進や障害予防のために，またプロのスポーツ選手やスポーツ愛好者のパフォーマンスアップのためにも，多く用いられている。欧米では，ピラティスのインストラクターと理学療法士などの医療従事者が協力して，クリニックを運営しているところも少なくない。

　ピラティスでは，動きの基本原則として，主に以下のものを挙げている。
- エロンゲーション
- コア
- アーティキュレーション
- アライメント

　どれもヒトの運動機能の核心をついた根源的な原理だと思う。以下にそれぞれの要点について簡単に解説する。

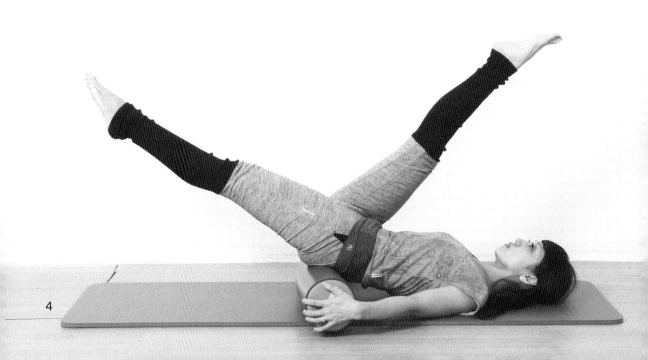

2.1 エロンゲーション

「エロンゲーション」は，医学的にいう「抗重力伸展活動」とほぼ同意になる．重力（1G）という身体を圧し潰す力に対して，身体を垂直に持ち上げる抗重力筋の働きを指す．いわゆる「インナーマッスル」といわれる深層筋，あるいは疲労しづらい赤筋(遅筋)系が中心となる．この動きを担う代表的な筋としては，腸腰筋，多裂筋などがある．

発達過程を考えると，首がすわること（生後約3ヵ月）から始まり，体幹が安定して寝返りや座位がとれるようになり（生後約7ヵ月），つかまり立ちから立位（生後約12ヵ月）まで，上から下に向かって重力に打ち克つように順に発達していく．足のアーチの発達には年単位で時間がかかり，約4～6歳頃に完成する．エロンゲーションも頭部，体幹，足部という順に重要であり，後で述べる各原則と双方性に関連し，ヒトの姿勢や動きの基盤をなす原則になる．体へのアプローチとして，足から形作って徐々に上を乗せていく方法を見聞きする．もちろん効果はあるだろうが，発達の視点からは矛盾を感じる．ヒトは足をつくってから歩き始めたわけではないからである．積み上げる方法よりも，頭を引っ張り上げて，頭から下の部位を吊り下げるような方策で，直立をつくり上げているのである．

そういう意味で，視覚はとても重要である．視覚が頭部を誘導し，脊柱を動かして発達させるといっても過言ではない．

現代は姿勢を悪くする環境に事欠かない．スマートフォンやパソコンなど，情報が近くにあり，近くばかりに視線が固定され，特徴的な猫背姿勢がつくられている．

朝起きて伸びをすることは，体が本能的にエロンゲーションを活性化させていることの現れである．伸びは気持ちよく覚醒を促し，循環を改善し，姿勢を整え，いいとこずくめの無意識の健康法である．

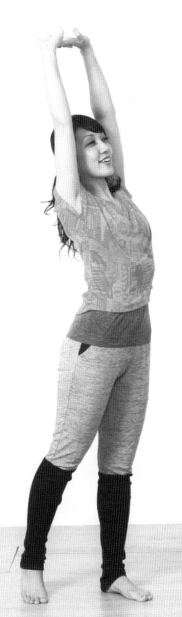

2.2 コア

胸郭と骨盤の間（腹部）は腰椎以外には骨性の安定性がなく，筋肉による安定化が必要である。「コア」という概念は，胸郭や骨盤を含むやや広い意味での「体幹」を意味するが，体幹の安定化に関わる肩甲帯や骨盤底なども含むほうが臨床的である。この概念に関係する代表的な筋肉としては，インナーマッスルの代表である腹横筋，骨盤底筋，多裂筋を始め，肩甲帯に大きく影響する前鋸筋，下後鋸筋，骨盤の安定化に重要な腹斜筋群などがある。

腹部を安定化させることを，いわゆる「腹筋を締める」という意識的な方法で行うエクササイズがあるが，本来はエロンゲーションに伴って無意識に起こる反応でなければ効率的ではない。コアという機能を意識的に起こすことが大切なのではなく，コアというオートマチック（自動的）な安定化機構が働く条件を整えることこそ，大切な要素になる。この必要条件の中心はアライメントであり，エロンゲーションである（図1-1）。

2.3 アーティキュレーション

「アーティキュレーション」とは，関節をしなやかに連動させて動かすことを指す。特に脊柱の動きについて用いられる概念で，脊柱をひとかたまりで動かすのではなく，椎骨1つひとつを動かす分節的な動きを重視する。脊柱の可動性の低下は，逆に隣接部位の過剰可動性を生み，多くの脊柱の症状に影響する。またこの逆もある。分節的な動きを担う代表的な筋肉としては，胸横筋，胸棘筋，頸板状筋，腹斜筋群がある。

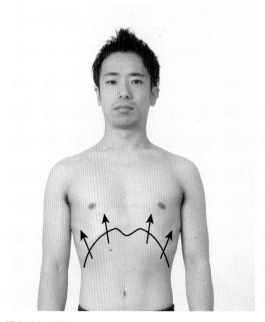 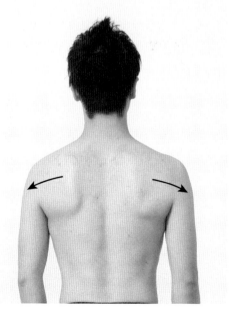

図1-1　コア
胸部が引き上がることによって，腹部筋群がオートマチックに働く（左）。肩甲骨を広くし，肋骨に乗せることで，多裂筋の働きを促す（右）。

脊柱の動きは脊柱だけで行われるわけではなく、頭部や肩甲帯、骨盤帯の位置関係（重力作用を含む）や、相互的な動き（運動連鎖）の中で必要とされるからこそ脊柱が動くのである。体に加わる力は、筋力だけではなく、重力や遠心力、床反力などもある。関節自体が動くわけではなく、それらの力が様々な状況で複雑に折り合いながら動きを起こしているのである。

ヒトは重力に対応して進化したので、運動連鎖も重力にしたがっている。ピラティスの原則は、ヒトが進化の過程で培った体の連動性を整える作業でもある。ヒトは泳ぐためではなく、飛ぶためでもなく、立って歩くために進化してきたのである。ここでもこの原理は単独で成り立つものではなく、他の原理と関連し合っている。

2.4 アライメント

鉛直線に対する体の位置関係を「アライメント」といい、いわゆる正しい直立姿勢をつくることを意味する。多くの症状の原因が姿勢にあるとすると、とても大切な概念になる。アライメントは、生活習慣などの癖によって崩れるため、姿勢を意識的に観察し修正する必要がある。正しい姿勢のカギは体の上部に位置する頭部である。この頭部の位置を決める大きな要素は視線である。下を見る、上を見る、遠くを見る、横を見るなど、それぞれの視線に対応して、体幹、下肢がバランスをとる。このように上部は下部に大きな影響を与える。頭部が左右にシフトするだけで、足部の重心位置は正中から大きくずれ、それに伴って筋肉や靱帯にストレスが生じる。頭部の正中からの偏位（ずれ）が習慣化すると、知らずしらずのうちに障害の発生源になってしまう。しかし、なぜ偏位に気づかないのだろうか。問題は、平衡器官などの感覚系の慣れである。温度に慣れるように、アライメントの崩れに慣れてしまい、自分が正中にいないことがわからなくなってしまうのである。

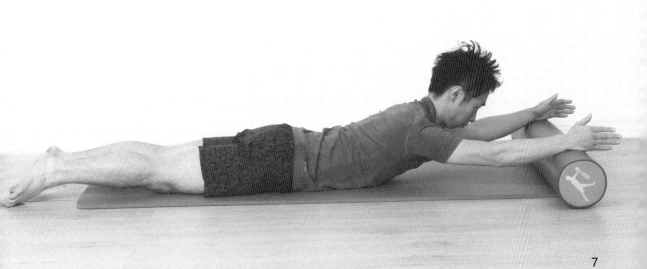

I. 概論

　足部が不整地のような平坦でない支持面に位置することによって、上部もある程度は影響を受ける。しかし、足部や股関節、腰椎などの下の部位はバランス機能が高く、頭部が偏位しないように下部のみである程度対応できてしまう。視覚器官や平衡器官が存在する頭部は中枢であり、極力安定化させるように頭部以下の器官を移動させてバランスをとることが、平衡感覚の基本戦略なのである。飛んでいる鳥や狩をしているチーターを見ても、胴体は動いても頭部はまったく動かない。ダンスの世界でも、ベリーダンスのように腰を大きく振る動きはあるが、平衡感覚が乱されるほど頭部を大きく振るダンスは、歌舞伎の「髪洗い」という所作くらいで、稀である。重力が上から下に働いている以上、頭部がバランスの中枢であり、下は上のバランサーの役割を担っているのである。頭部は天に向かって垂直に伸ばしておくことが、アライメントの基本になる。

　何度も強調してきたが、これらの概念はそれぞれが独立して存在しているというよりは、互いに関連し合って存在している。各原理がそれぞれ矛盾なく成り立っていることが理想的な動き方ということになる。
　このように、ピラティスが求める身体の動き方は明確である。また、限局的なストレッチや筋力トレーニングにはない、全身の連動性を意識した「身体の使い方」を向上させる運動療法として、症状を改善するには最適な方法なのである。

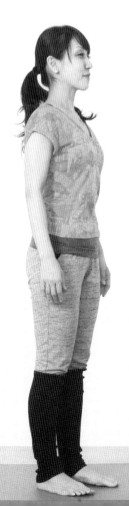

3 ファンクショナルローラーピラティスとは

ピラティスには，大きく分けて，イクイップメント（ピラティス専用の特殊な運動機器）を使って行う個人セッションと（図1-2），マットやプロップス（補助具）を使って行うグループセッションの，2通りの指導方法がある。ピラティスは本来，イクイップメントを使い，個人の状態に合ったオーダーメイドのエクササイズを提供するものであり，マットで行うピラティスは，身体を正確にコントロールできる上級者向けのエクササイズである。

ファンクショナルローラーピラティス®（functional roller pilates，以下FRP）は，この両者の「いいとこどり」をした和製ピラティスである。フォームローラー（図1-3）を用いることで，イクイップメントに似た抵抗と補助を得ることができるため，初心者でも比較的簡単に行うことができる。また，フォームローラーは，マットやプロップスのように安価で手軽に入手できるので，ピラティススタジオだけでなく自宅でも気軽に行うことができる。フォームローラーの独特な不安定さも，重さ約1kgという適度な重さも，エクササイズの幅を広げてくれる。

FRPには，運動機能改善を目的とした運動初心者向けのものから，健康増進，さらにはスポーツパフォーマンス向上を目的

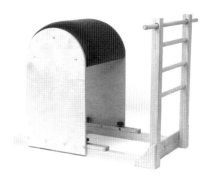

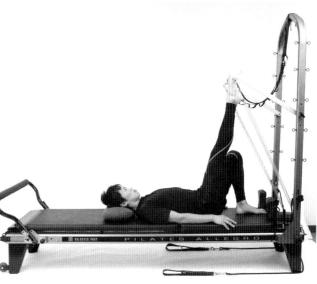

図1-2 イクイップメントの1つ「ラダーバレル」（上）と，イクイップメント（タワーバー）を使ったエクササイズの例（下）
（中村尚人 編著：コメディカルのためのピラティスアプローチ，ナップ，2014より転載）

I. 概　論

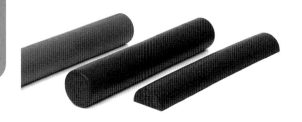

図1-3　円柱状のフォームローラー（中央）とかまぼこ状のフォームローラー（右）

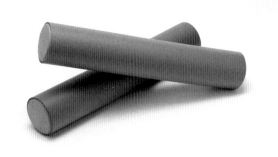

著者は専用のフォームローラー「GRIPPONE」を開発し，推奨している（上の写真）。詳細は下のホームページを参照のこと。
「GRIPPONE」：http://www.yogaworks.co.jp/

とするレベルのものまで，100を優に超えるエクササイズのバリエーションがある。フォームローラーがない場合には，代用品を使用したり，場合によっては道具を使用せずにマットのみでも，似たような効果を得ることが期待できる。道具がないからとあきらめずに，まずは運動の目的を参考にしてほしい。FRPについての詳細は，『ファンクショナルローラーピラティス―フォームローラーでできる104のエクササイズ―』（ナップ，2016）を参照していただきたい。

　フォームローラーは，対象者によって，直径が大きすぎる場合や，不安定な場合もある。そのような場合には，かまぼこ状のフォームローラー（図1-3右）を用いるか，バスタオルなどを丸めて代用してもよい。フォームローラーを抵抗として用いるエクササイズでは，1kgの重錘でも代用が可能である。

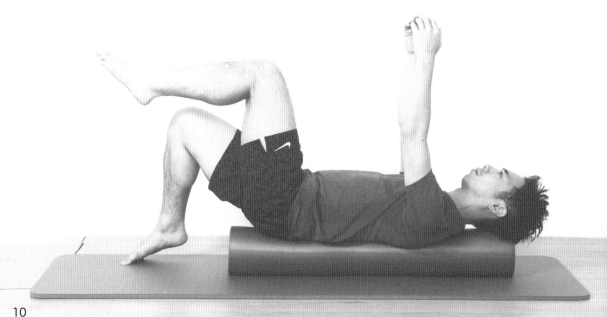

II
アセスメント

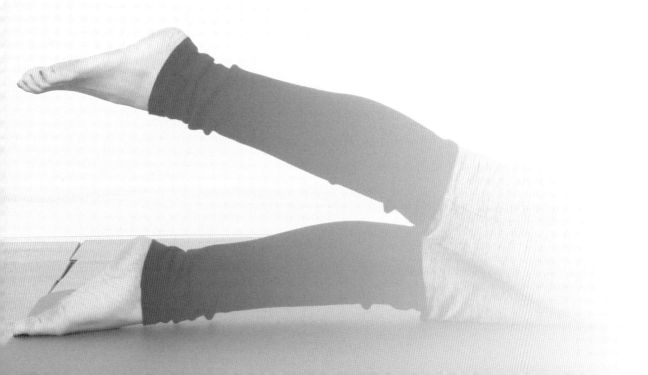

II. アセスメント

　　クライアントの症状を改善しようとする場合，指導者がよいと思うエクササイズをやみくもに指導するのではなく，クライアント本人の個性や現状にあったものを提供する必要がある。

　　ここでは医療レベルの詳細な検査ではなく，運動指導の現場でできる簡便なスクリーニングとしてのアセスメントを紹介する。ピラティスの原則に則ったアセスメントを行うことで，運動機能の大まかな問題点を明確化することができる。

　　ピラティスのエクササイズの目的は，効率的でしなやかな動きの獲得である。エクササイズは，その目的を達成するための「手段」である。この「手段」であるエクササイズを的確にクライアントに適応するためには，クライアントの状態を正確に把握し，問題点や課題を明確化する必要がある。

　　問題点や課題が明確になっていない状態でやみくもにエクササイズを指導すると，問題の解決に繋がる可能性もある一方で，悪化させる可能性もある。課題が明確であれば，自信を持って，的確なエクササイズを選択することができる。また，アセスメントによって，エクササイズの修正の必要性や修正法も明らかになる。

　　エクササイズを効果的なものにするためには，エクササイズそのものよりも，このアセスメントのほうが重要であるともいえる。アセスメントが結果の8割を決めるといっても過言ではないだろう。アセスメントでは，姿勢が最も重要である。運動器系疾患で指標とされる筋力や関節可動域は，姿勢に関連して変化するものである。外傷もないのに，筋力低下や関節可動域制限が勝手に起こることは，難病の場合以外にはない。姿勢や偏った運動パターンがその原因であることがほとんどである。運動は骨格の特性にしたがうため，姿勢と同時に骨格も確認していく必要がある。

1
姿勢アセスメント

　ここでは，姿勢アセスメントを中心に行い，正常からの逸脱，偏位，左右差（いわゆる歪み）を捉えることを目標とする。

1.1　姿勢をみるポイント（図2-1）

- **鉛直線**：地球表面のある点において，その点を通る重力の方向を示す線。
- **アライメント**：鉛直線に対する体節の位置関係。鉛直線から体節が逸脱するほど，筋肉または靱帯によるサポートが必要になる。

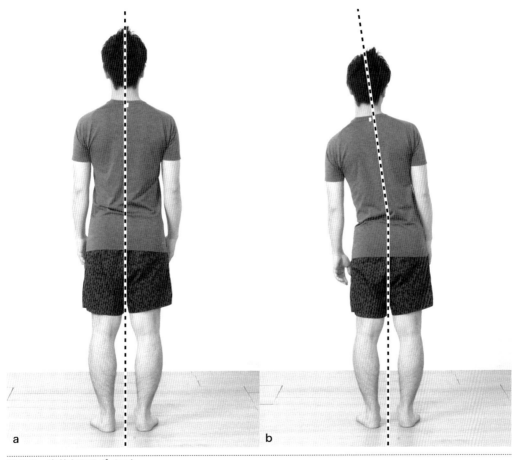

図2-1　姿勢をみるポイント
a：鉛直線に沿ったアライメントは，負担が最低限になる。脊柱の生理的弯曲がクッションの役割を担っている。**b**：姿勢が傾いている場合には，倒れてしまわないように，筋肉が緊張するなどして，必ずどこかが引っ張っている。姿勢を把握することで，体の緊張度合いを推測することができる。

II. アセスメント

1.2 アライメントチェックの実際

クライアントの立位を観察する。矢状面, 前額面それぞれ骨の指標点を参考として, 鉛直線との位置関係を確認する。観察するだけでなく, 指標点に直接触れて詳細に確認することもできる。

◆矢状面：横からの観察

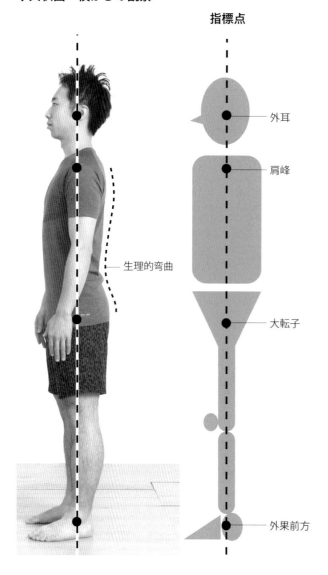

横から観察する場合のポイント

- 外耳〜外果の重力線との位置関係（前後）
- 頭位（頚部のしわ, 外耳）
- 頚椎, 胸椎, 腰椎（棘突起）
- 脊柱の生理的弯曲の確認
- 骨盤（上前腸骨棘：ASIS, 上後腸骨棘：PSIS）
- 肩甲骨（肩峰）
- 胸郭（肋骨）

1. 姿勢アセスメント

◆前額面：前後からの観察

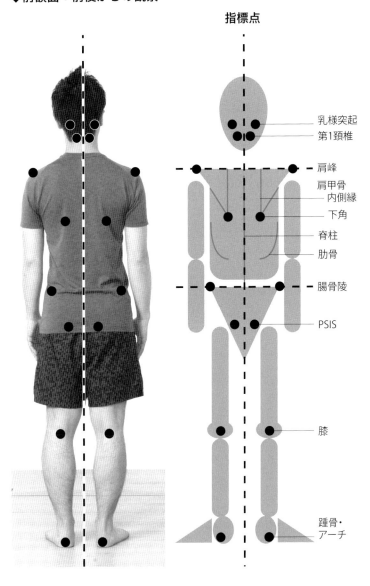

指標点
- 乳様突起
- 第1頚椎
- 肩峰
- 肩甲骨
- 内側縁
- 下角
- 脊柱
- 肋骨
- 腸骨陵
- PSIS
- 膝
- 踵骨・アーチ

前後から観察する場合のポイント
- 重力線との位置関係：重心が左右どちらかに傾いているか
- 頭位（乳様突起，第1頚椎横突起）
- オトガイと胸骨の位置関係
- 噛み合わせ（下顎の偏位）
- 腸骨陵の高さ
- 肋骨と腸骨の距離
- 胸部（肋骨）
- 骨盤（ASIS, PSIS）
- 脊柱（棘突起）
- 肩甲骨（下角，内側縁）
- 膝の向き
- 足の土踏まずの有無（舟状骨の高さ）
- 踵（内反/外反）

II. アセスメント

「まっすぐ」立っているかどうかを確認する方法として，肩（肩甲骨の肩甲棘）の上から垂直に圧迫刺激を加える方法もある。まっすぐ力を伝えている（関節がニュートラルにある）場合は，体がブレることなく，足底に力の伝わりを感じる（図2-2a）。姿勢が崩れている（関節がニュートラルにない）場合には，体にブレが生じて揺れる（図2-2b）。この方法だと，クライアント本人にも体感できるため，姿勢の自覚化に有効である。

このように圧迫を加えながら歩くことで，歩行時の動的アライメントを確認することも可能である。

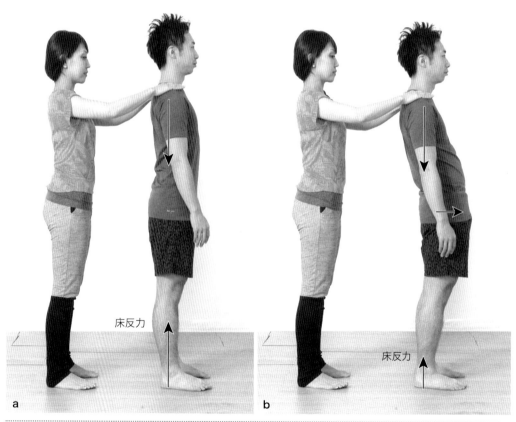

図2-2 アライメントチェックでメカニカルストレスを確認する方法
肩甲骨の上から垂直に圧迫刺激を加える。まっすぐ力を伝えている場合は，体がブレることなく，押した手に床反力を感じる（**a**）。姿勢が崩れている場合には，体にブレが生じて揺れるため，床反力は小さくなる（**b**）。

1.3 姿勢からわかること

姿勢を観察することで，各関節にかかわる筋肉の状態を予測できる。概ね，短くなっている側はその方向の動きが促され，反対側への動きは制限される。これは，短くなっている側の筋肉が短縮していることを示している。

また，伸びている側の筋力の低下も起こる。これは，伸びている側の筋肉の筋内圧が高くなり，それによる阻血によって筋肉への栄養不足が筋線維を萎縮させていると考えられる。

多くの可動域制限は筋肉によるものであり，筋肉は可逆的な組織であるため，改善可能である。靱帯の形質は先天的にもっている遺伝形質であるため，靱帯による関節の硬さや柔らかさを後天的に変更することは基本的に困難である。

姿勢を改善するためには原因となっている生活習慣を見直すことが基本であるが，ピラティスのアプローチでは姿勢から筋肉の状態を把握し，ストレッチングや筋力向上によってその筋肉の状態を変えることで姿勢を改善していく。可動域制限に関して，骨格や靱帯が原因である場合は，動かした時に筋肉が原因である場合のような伸張感（ストレッチした感じ）はない。このような場合のエクササイズの選択は，その部位の筋肉を改善することではなく，その条件の中で無理のない可動範囲の動きを獲得することが目標となる。骨格特性については後述するので参考にしていただきたい。

最も重要な視点は，なぜそのような姿勢になったかという原因を追及することである。多くは，生活習慣，仕事で行う動作，偏ったスポーツ動作，既往歴など，現在に至るまでの個人の歴史が関係している。原因を追求せずに何らかのアプローチを行った場合，一時的に症状の軽減がみられたとしても，必ず再発する。

表 2-1　可動域の制限因子

組織（制限因子）	具体的状態
皮膚	火傷後の瘢痕化
関節包	出血後の癒着
靱帯	先天的な長さ
筋肉	緊張・拘縮

II. アセスメント

筋肉の特性

- 収縮すると硬くなり，弛緩すると柔らかくなる。
- 伸張状態が続くと阻血になり萎縮する（筋力低下）。
- まったく収縮しないと1日3％の筋力低下を起こす。
- 収縮を持続すると短縮を起こし，次いで関節の拘縮を引き起こす。

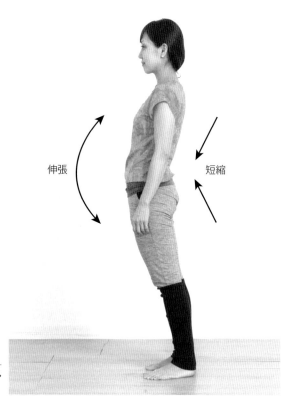

図2-3 筋肉は収縮し続けると短縮し，伸張され続けると萎縮する

2
関節の滑走とニュートラルポジション

2.1 関節の滑走

　一般的に関節運動を関節が「動く」と表現するが,実際の関節面では動くというよりも「滑る」が正しい現象である。筋肉が骨を引っ張ったり，荷重がかかったりすると，関節は圧迫される。それによって軟骨から滑液が浸出し，軟骨同士の間に滑液の層ができる。関節はその滑液の層の上を滑走しているのである。蝶番関節の場合は滑走は回転として現れる（図2-4）。

　平面関節である椎間関節を例にとると，関節に滑りが起こると関節には「離開側」と「圧縮側」ができる。離開側は滑液の浸出がないため滑走が起きづらい。逆に圧縮側は滑走しやすい状態となっている（図2-5）。

　修正する場合は，離開側を圧縮し滑液の浸出を促し，圧縮側には離開を促し滑液が流れるスペースをつくるようにする。

　エクササイズ中には，関節がどのようになっているかを意識することが大切である。また，クライアントにもそのことを伝えイメージさせることで，関節の微妙な動きまで感じさせることができるようになる。

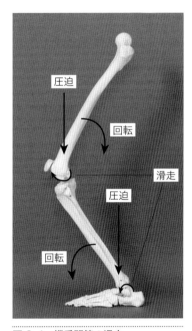

図 2-4　蝶番関節の滑走

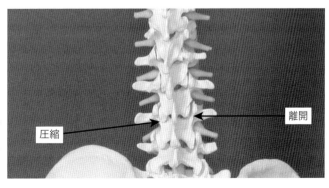

図 2-5　椎間関節の動き
右回旋を行うと，図のように左側に圧縮が右側に離開が起こる。椎間関節の隙間（矢印）に注目。

II. アセスメント

2.2 関節のニュートラルポジション

　ヒト以外の脊柱動物は，脊柱を主に移動（ロコモーション）に用いている。これはつまり，脊柱が駆動の力源だということである。ヒトは，移動に脊柱だけでなく下肢を使うことで運動効率を向上させたが，多くの動きはやはり脊柱を用いて行っている。

　このように，力を「生み出す」のは脊柱，つまり体幹であり，四肢の役割は力を「伝える」ことである。体幹の力を効率よく伝えるためには，四肢の関節をまっすぐな位置（ニュートラルポジション）で使う必要がある。これは，棒を壁に向かって押した場合の作用と反作用について考えると，簡単に理解できる（図2-6）。まっすぐな棒を壁に向かって押した場合と，くの字に曲がった棒を押した場合，同じ力で押しても，壁からの反作用の力は同じにはならない。曲がった棒を押した場合では，曲がった部分で力が吸収されてしまうため，力が効率的に伝わらず，壁からの反作用が小さくなってしまう。ヒトの体でも，棒である四肢がまっすぐに伸びているほど，体幹で発揮する力が大きく伝わり，反作用も大きくなる。

　では，実際にこの原理を体験してみよう。

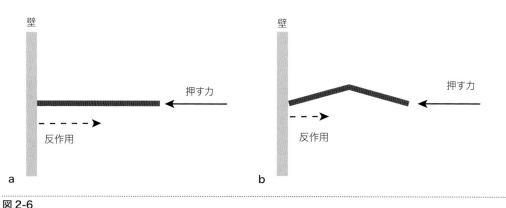

図 2-6
まっすぐな棒を壁に向かって押す場合（a）と，曲がった棒を押す場合（b），同じ力で押しても壁からの反作用の力は同じにならない。bの場合，曲がった部分で力が吸収されてしまうため，力を100%伝えることは困難である。

2.2.1 ワーク1

❶立った状態で壁に手を置き，少し体をもたれさせるようにして荷重をかけ，肘をロックしてみよう。

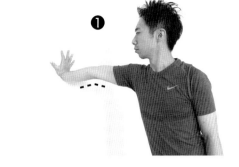

❷次に，肘を軽くゆるめてまっすぐにしてみよう。

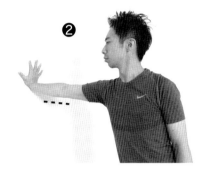

❶と❷の違いを感じただろうか。

II. アセスメント

2.2.2 ワーク2

❶立った状態で片足を前に出して，やや前傾位になり，前の膝をロック（反張膝）してみよう。

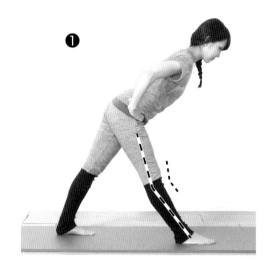

❷次に，前の膝をややゆるめてみよう。

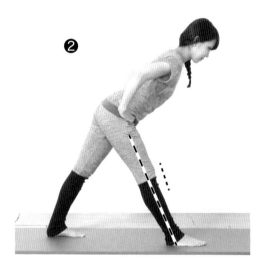

　❶と❷の違いを感じただろうか。❶では力が膝後方（2.2.1では肘前方）に逃げてしまうため，体幹と床（壁）が十分につながらないが，膝をゆるめた途端に力がつながり体で床を押している感覚になっただろう。

　結局，四肢はそれ単体で四肢の長さ以上に伸びることはできない。つまり，膝や肘が伸びた状態から足や手を伸ばしている（押している）のは体幹以外にはないのである。

2.3 関節の弛緩性（ラキシティ）

　関節の柔軟性は，靱帯の長さや骨の形状により，遺伝的にある程度決まっている．関節のニュートラルポジションの項目で，体幹を効率よく使う方法について書いたが，関節の弛緩性がある人は「まっすぐ（ニュートラルポジション）」をとりづらいという特徴がある．

　弛緩性がある人の特徴として肉眼的にわかるものには，反張膝（図2-7）と肘の過伸展（図2-8）がある．エクササイズの時には，この関節のロックを外させて，筋肉により制御する方法を学んでもらう．そうすることにより，体幹を中心とした筋群を鍛え，関節のストレスを減らすことができる．弛緩性がある人は，初めは関節が曲がっているような印象を訴えることもある．また荷重位では，不安定性を制御できずに，震えのような現象が起こることもある．そのような場合には，関節が曲がっているわけではないことや，ニュートラルポジションだからこそ不安定であることを説明し，鏡や写真などでフィードバックを与え，関節のニュートラルポジションを自覚できるように工夫しよう．時間をかけることで，筋肉によってニュートラルポジションを制御できるようになる．

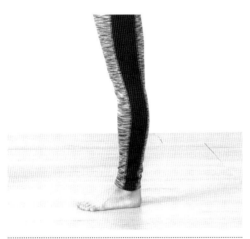

図2-7　反張膝
膝の伸展角度が5°以上の場合を反張膝という．

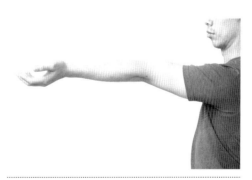

図2-8　肘の過伸展
肘の伸展角度が0°以上ある場合は，過伸展である．

II. アセスメント

3
骨格特性

　エクササイズを指導するにあたり，クライアントの骨格特性を把握しておくことは非常に重要である。骨格によって動きに特性が出たり，制約があることが多々あるが，それを把握せずに運動を指導すると，無理強いをすることになり，快適な体の使い方を導くべき運動指導の根底が崩れてしまう。以下に主な骨格特性と注意点を列挙する。

3.1　前捻角

　前捻角とは大腿骨の骨頭がやや前方に捻れている角度のことで，正常では15°〜20°とされている（図2-9）。しかし，人によってはこの角度が30°〜45°ある人もいる。研究などで証明されているわけではないが，臨床経験から，角度が大きい人の多くは，幼少期の座り方から影響を受けていると思われる。角度が大きいということは，股関節としては内旋位にあることを指す。幼少期に割座や横座りを行うと，成長骨端軟骨が柔軟なため，内旋ストレスに対応する形で骨形成が行われると著者は考えている。

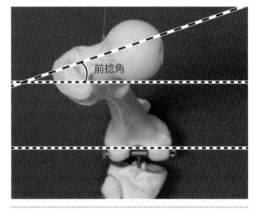

図2-9　前捻角

　前捻角が大きい人の場合，股関節の外旋制限が出現し，同時に中間位での伸展制限が生じる。つまり，ピラティスでよく指導される「V」字での立ち姿勢（図2-10）がとれなくなる。

　このような場合に無理に外旋位を強調すると，下腿のみが外旋し，大腿との間で捻れが生じてしまう。また，外旋制限が出るので，開脚しても内股（knee-in）になることが多くなる。

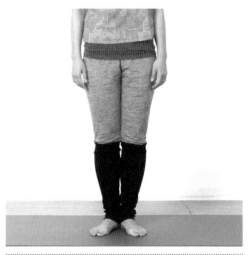

図2-10　V字での立ち姿勢

3.1.1 クレイグテスト

前捻角を測定する方法として，クレイグテスト（Craig's test）がある。

❶ うつ伏せで膝を90°曲げてもらう。片手を大転子に当て，反対側の手で足首を持つ。

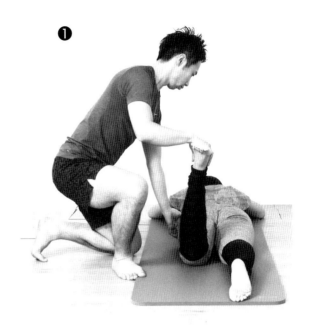

❷ 大転子が床と平行となる位置，または最外側へ移動する位置で止める。下腿と床からの垂線との角度を測定する（正常：15〜20°）。

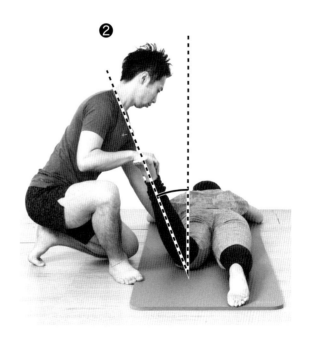

II. アセスメント

3.1.2 前捻角が大きい場合の特徴

以下のような特徴を観察することによって，概ねの状況を確認することもできる。

- 仰向けになると，つま先が内側に倒れる。

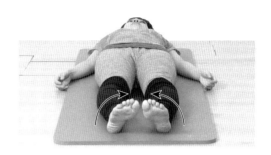

- 割座（a）が得意で，骨盤を起こしたあぐら（b）が苦手である。あぐらでは膝が床に下りずに上がってしまう。

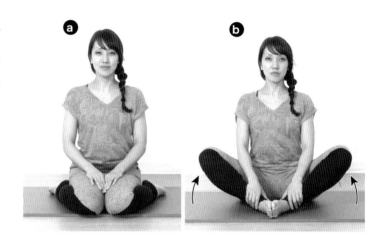

- 横座りをすると左右差がある。

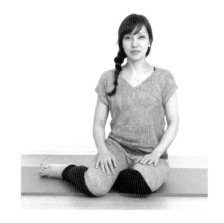

● うつ伏せで回旋中間位では股関節の伸展制限が出るが (a), 内旋位だと制限がない (b)。

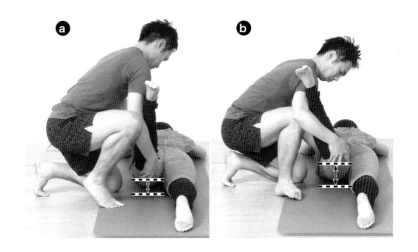

● 開脚して骨盤から前屈すると, 正常の場合 (a) と比較してつま先が内側に倒れる (b)。

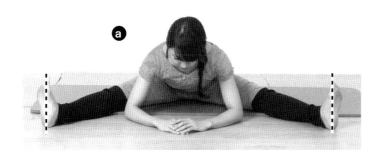

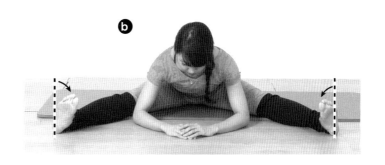

3.2 脚長差

脚の長さが違うことをいう。長さが異なる原因には様々なものがある。
- 骨の長さ
- 軟骨の厚みの差
- 土踏まずの高さの差
- 片側のみの膝関節の過伸展（反張膝）または伸展制限
- 骨盤の回旋偏位や側方偏位

骨と軟骨が原因であるもの以外を，機能的脚長差という。骨の長さが違うことの原因に関しては研究報告は見当たらないが，Hueter-Volkmann則*を考えると，成長期の過剰な圧迫ストレスによるものか，または何かしらの遺伝素因があるのかもしれない。軟骨に関しては，変形性関節症の初期の軟骨破壊が考えられる。

脚長差の測り方としてはアリスサイン（Allis' sign）が知られている。

アリスサイン

- 仰向けで膝を立てて骨盤を平行にし，左右の膝の高さを膝と水平な視点から確認する。

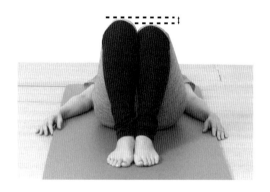

上の方法だと誤差が生じやすいため，脚を伸ばした状態で踵の位置をみる方法もある。

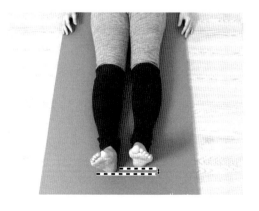

*Hueter-Volkmann則：成長骨端軟骨への過度な負荷は骨成長を抑制するという生理現象。

腸骨の高さをみることで脚長差を確認することもできる。

❶前からASISを確認する。
❷後ろからPSISを確認する。
❸腸骨稜を確認する。

ASIS，PSISともに左右片側が低い場合，脚長差が示唆される。

アセスメントでは，誤認を防ぐために，単独の事象から判断せず，前述したようないくつかのサインを総合して判断すべきである。また，このようなサインがあったからといって，変形性疾患を断定するようなことがあってはならない。

機能的脚長差の場合は，その原因を突き止めて対応する必要がある。原因を追求せずに，「骨盤が歪んでいる」などといたずらに不安を煽るような表現をすることは慎むべきである。

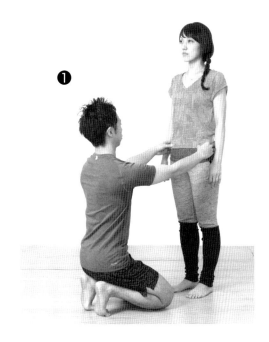

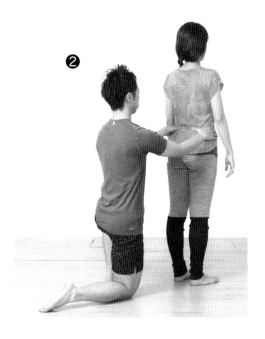

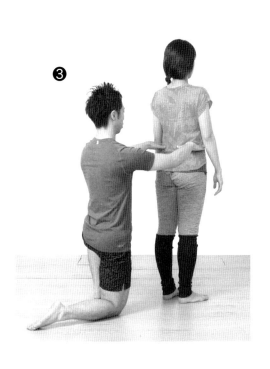

3.3 腸骨回旋偏位

　骨盤はほぼ全体を靱帯で固定され，また骨盤の中にある仙腸関節も動くには不向きな形状をしていて，安定が確保されている。しかし仙腸関節はわずかながら（約 3 mm といわれている）動くことができ，また恥骨結合という線維軟骨で結合された恥骨も，わずかながら動くことができる。歩行という左右非対称性の移動様式を持つヒトは，骨盤が捻れる力を分散させる必要があり，それを仙腸関節と恥骨結合が担っている。そのため，腸骨には前方，後方への力がかかり，腸骨はそれに伴ってわずかに動く。具体的には，股関節が屈曲すると腸骨は後方回旋し（a），股関節が伸展すると腸骨は前方回旋する（b）。

　このような腸骨の回旋が固定されてしまうことを，腸骨の回旋偏位という。この偏位は，臨床的推論にはなるが，幼少期のスポーツ動作や横座りなどが影響して生じたと考えられる。徒手的にこの偏位を操作することは可能だが，仙腸関節の耳状面は凹凸の対応が強固なために，ある程度の時間で戻ってしまう。やはり幼少期に左右非対称のストレスをかけないことが重要である。成人で偏位が起こっている場合は，個性として捉えるべきである。

　前後開脚や股関節の屈伸などのエクササイズでは，柔軟性の左右差が腸骨からきている可能性も考慮した指導が必要である。

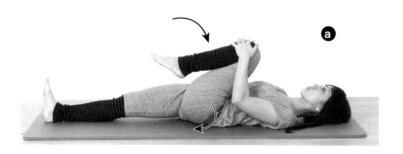

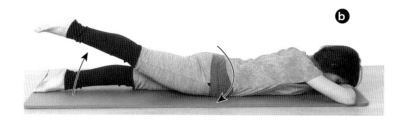

3.4 股関節インピンジメント（FAI）

FAI（femoroacetabular impingement）とは，股関節の形態異常を指す。臼蓋側の変形と大腿骨側の変形，またその合併がある。詳細は割愛するが，変形は膨らむような形状で起こるため，股関節がスムーズに動かずインピンジメント（衝突）を生じる。股関節の深い屈曲などでつまり感を訴えるのが主な症状である。無理をすると関節唇損傷を引き起こす。

形状の問題であるため，筋肉が弱いことや股関節の遊びが少ないことが原因ではない。FAI を探すテストは，形態異常の部位により特異性が低いため難しい。主な判断の材料としては，深い屈曲または屈曲内旋の複合運動時のインピンジメントの訴えになる。

診断には X 線や 3D-CT などの画像検査が必要になる。

3.5 フラットバック

脊柱の生理的弯曲がない，または少ないことをフラットバックという。構造的に変化している構築性と，構造的には変化がなく動きとしてフラットになっている機能性とがある。構築性は遺伝による場合が多く，機能性は交通事故などの後遺症で出現することが知られている。構築性か機能性かの見極めが必要になる。むち打ちなどの既往がなく，小さい頃からの特徴であれば，構築性が示唆される。

構築性である場合は，脊柱の特徴として，屈曲制限を生じる。見極め方は，脊柱の弯曲の確認と，ヨガのチャイルドポーズのような姿勢で，膝と額を近づけさせて背中の丸みを観察する（a）。フラットバックの人は膝と額がつかないことが多く，また背中が平らである傾向がある（b）。

「反り腰」といわれている人にも構築性の場合があり，同じく屈曲制限がある。過度な屈曲刺激はヘルニアや靱帯損傷の原因になる。ピラティスのエクササイズには屈曲を行うものも多いため，特に注意が必要である。

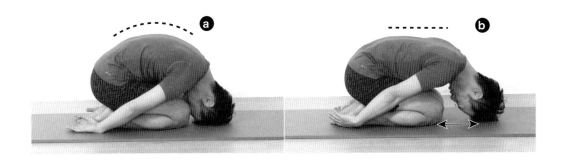

II. アセスメント

3.6 側弯症

　側弯症とは，脊柱が回旋し側屈する変形を指す。構築性と機能性に大別され，構築性の場合は思春期に発症する特発性側弯症が8割を占める。遺伝要因に環境要因が加わった多因子遺伝病といわれている。

　脊柱の棘突起を直接触れて確認する以外に，前屈テストでの肋骨変形の確認が簡便である（図2-11）。

❶両足を揃えて立ってもらう。

❷両手のひらを合わせて首から順に前屈してもらい，各椎骨の左右の肋骨隆起部分を確認する。

　側弯症の詳細は割愛するが，基本的に骨の変形をエクササイズで修正することは難しいと考えたほうがよいだろう。体の使い方や加齢によって進む変形増悪を抑制することはできる可能性もあるが，側弯症を治すというような考え方には注意が必要である。また，未だ原因不明の部分も多く，よかれと思って行ったアプローチが逆に症状を悪化させることにもなりかねない。側弯症については，特に専門家の意見を聞く必要がある。

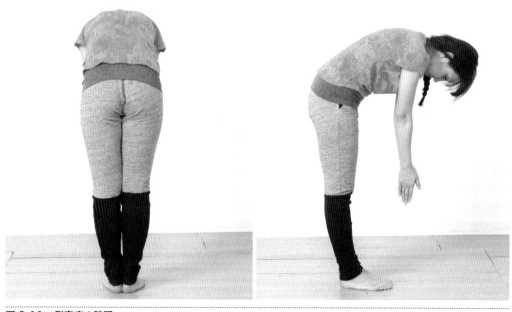

図2-11　側弯症の確認
確認する椎骨を床と水平な視線で見る。椎骨に側弯変形（回旋・側屈）がある場合，片側の肋骨が隆起（hump）する。写真のモデルは正常なので，左右差や隆起は認められない。

3.7 臼蓋形成不全

　股関節の寛骨臼の覆いが浅い状態を指す。出生後に発育性股関節形成不全を起こしている場合と，そうでない場合がある。形成不全そのものでは特に症状などの問題は出ないが，覆いが深い場合に比べて骨同士が当たる部分が狭くストレスが集中しやすいことと，関節内の動きが不安定でズレやすいためにやはりストレスがかかりやすくなる。形成不全が軟骨損傷や関節唇損傷の素地になってしまい，ひいては変形性股関節症へと進行する場合もある。

　成人では，股関節を動かすと「ボコッ」と音がする，関節が外れるような感じがするなどの自覚的な特徴がある。

　注意すべき点として，筋肉を使わず靱帯に寄りかかるような姿勢や動き方がある。関節の覆いが浅いため，軟骨などの関節の組織に負担がかかりやすくなる。特に，股関節を求心位に引き込む腸腰筋の働きが重要となる。また，前述した脚長差や前捻角についてもより一層の注意が必要となる。

　ピラティスのエクササイズに制約があるということは少ないが，本人の訴えがあったらこの骨格特性を思い出してほしい。

3.8 その他の変形と可動域制限

3.8.1 手首，足首

　手首や足首に伸展制限があることがある。筋肉による制限の場合は伸張感があるが，骨性の場合にはそれが一切なく，強制的に伸展するとつまり感（インピンジメント）を感じることが多い。この特性もエクササイズでどうこうなるものではなく，個性として捉えるべきものである。

手首の可動性の確認法
❶両手の手のひらを合わせる。
❷指先を下に向け，手首を顔に近づけて，手首を背屈する。正常では手のひらと前腕のなす角度が鋭角になるが（写真），制限がある場合はならない。

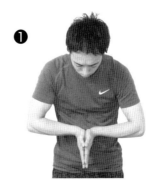
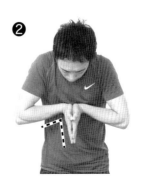

足首の可動性の確認法

❶ 立て膝になる。

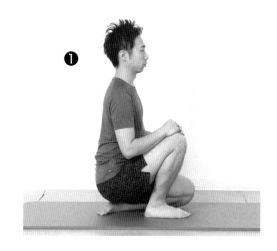

❷ 体を前に傾けて足首を背屈する。
正常では脛が床と 40°近くの角度をなすが，制限がある場合，この角度が大きくなる。

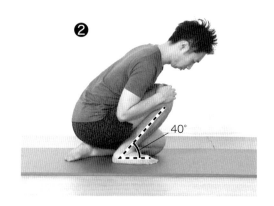

3.8.2　頭蓋骨

乳児期の寝方によって頭の形が変形することは，よく知られた事実である。ピラティスのエクササイズで仰向けに寝ると頭が左右どちらかに傾いてしまう場合，筋肉や平衡感覚の問題ではなく，頭蓋骨の形状の問題（斜頭）がある場合がある。

両手で頭を包み込むようにして触れると，形状を把握することができる。耳の形状が左右で異なることも，この変形を示唆する。横向き寝で下になり潰されていたほうの耳が扁平化していることも多く認められる。

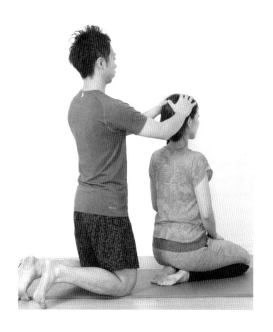

以上みてきたように，骨格特性は思いのほか多くある。クライアント本人がこれらの骨格特性を自覚するだけでも，無理からくる障害をかなり改善することができる。

著者がこれまでにみてきたクライアントのなかには，以下のような例がある。

- 前捻角が強いのに，無理につま先を外に向けようとしたことによって，膝が捻れたり足の土踏まずが潰れていた人
- FAIがあるのに，深い屈曲を強要されて，股関節痛が起きていた人
- 腸骨偏位があるにもかかわらず，無理やり前後開脚をしようとして，肉離れを起こした人
- 手首に骨格による背屈制限があるのに，背屈をして体重支持を繰り返し，炎症を起こしていた人
- フラットバックなのに，エクササイズで無理に背中を丸くしようとして，腰が痛くなった人

エクササイズを始める前にまずアセスメントを行い，それぞれの骨格にあった動き方を教えるだけで，症状が改善し再発も起こらなくなる。また，エクササイズによって症状を悪化させることを防ぐことができる。

エクササイズを指導するだけでなく，身体の状態を客観的にアセスメントして，それにあった生活の送り方，動き方，エクササイズの方法を伝えることができるようになっていただきたい。

II. アセスメント

■全身の骨

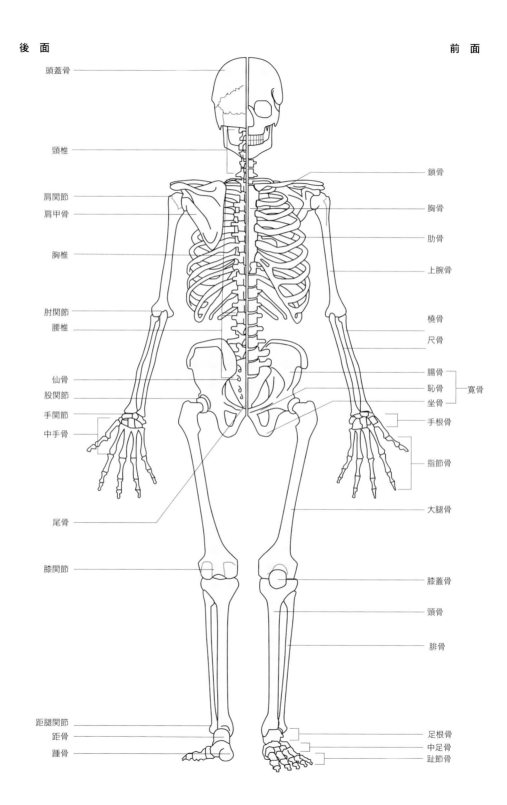

■ 全身の筋肉

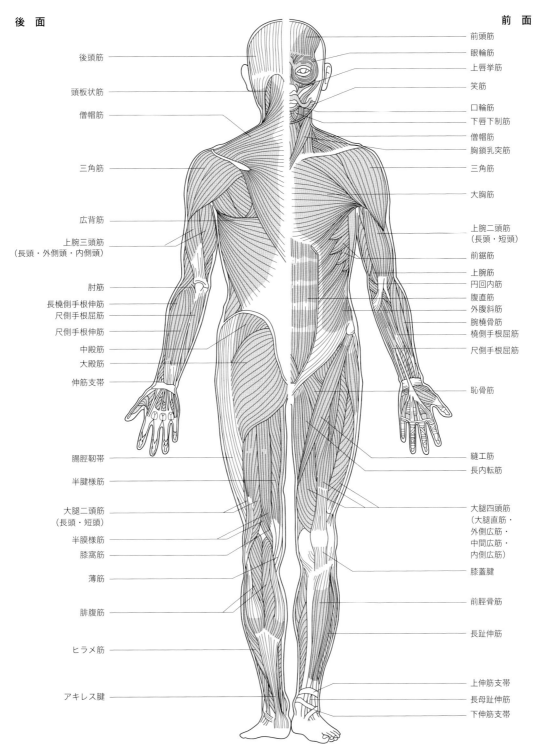

(小山貴之 編：アスレティックケア-リハビリテーションとコンディショニング-, ナップ, 2016 より転載)

III
各症状のアセスメントとエクササイズ

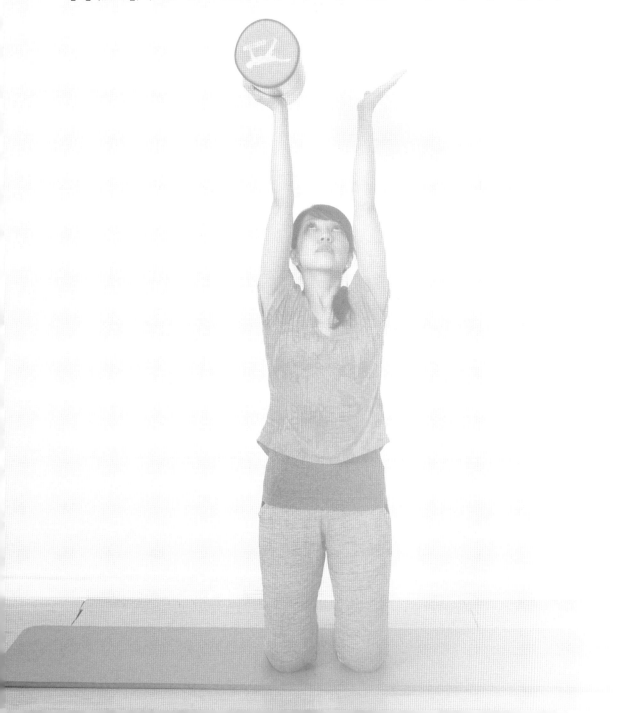

III. 各症状のアセスメントとエクササイズ

1
首こり・肩こり

1.1　首こり・肩こりとその主な原因

　首こり，肩こりは，主に後頭部から肩甲骨の上部の筋肉の張りの訴えを指す。これらの筋肉は，肩甲骨を吊り下げるような役割をしている。ストレスを受けると，体を防御しようとして肩がすくむ（肩が上がる）が，そのような姿勢ではこれらの筋肉が緊張する。

　また，最近はパソコンを用いることが多いが，パソコンのモニターを見ようとすると，頭が前方に突き出た姿勢（頭部前方位）になりがちである。後頭骨と肩甲骨を結んでいる筋肉は，頭部が前方位になると伸ばされ，緊張する。

　さらに，重い物を持ち上げる時には，その土台として肩甲骨が持ち上がるので，肩のまわりの筋肉が緊張する。

　歯の噛みしめ（クレンチング）による首こり，肩こりも存在する。特に，朝起きた時に首・肩のこりが強いという場合は，寝ている時の歯ぎしりが原因であることがある。噛みしめはまだ原因が特定されていないが，噛み合わせの問題やストレスの影響が強いのではないかと考えられている。日常的に噛み締めが強いと，下顎は後方に引かれ，気道狭窄を起こすようになる。すると，体は気道確保のために顎を突き出すような姿勢をとることがある。上下の歯列（切歯）の間はオーバージェット（over jet）といい，前後の距離が2～3 mm程度あるのが正常といわれている。また上下の歯列の重なり合う部分をオーバーバイト（over bite）といい，2～3 mm程度が正常といわれている。それ以上重なり合う部分が大きい場合，咬合が窮屈なディープバイト（deep bite）を疑う。この場合，単純に姿勢を直す目的で頭位（頭の位置）を動かすと，呼吸が苦しくなる可能性もあるので注意が必要である。

　首の問題としてよくあげられるものに「ストレートネック」がある。しかし，ストレートネックは，骨の「変形」ではなく，あくまで可逆的な「状態」を指す言葉であることに注意が必要である。下を向いたり，頭部が前方に突出した状態であれば，本来の前弯位からは屈曲した形となり，弯曲が減少したストレートネック状態になる。これは単純に姿勢の問題であるが，X線上の所見として強調されすぎている。医師の「ストレートネック」というコメントによって，患者がまるで疾患を持っているような錯覚を起こす。昨今の生活環境による，いってみれば「下向き症候群」のような形で，肩こり，首こりが存在しているのだろう。また，むち打ち損傷後に首の生理的弯曲がなくなることも知られている。

　同じストレートネックでも，前突型（図3-1-1）か後退型（図3-1-2）かで環椎後頭関節と胸椎の状態は異なる。前突型では環椎後頭関節は伸展位となり，胸椎は屈曲位になる。後

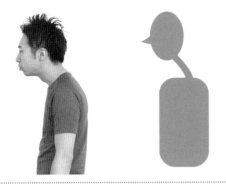

図 3-1-1　前突型のストレートネック

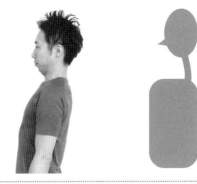

図 3-1-2　後退型のストレートネック

退型では逆に環椎後頭関節は屈曲位となり，胸椎は伸展位となる。頚椎に焦点を当てたストレートネックだけにとらわれず，その上下の関節の状態を把握し，適切なエクササイズを指導するようにしよう。

　その他，頭が傾いていると，片側の筋肉だけが引っ張られ，緊張するということがある。頭の傾きには，頭蓋骨の形状の個人差や，日常的にテレビなどを視聴する方向，視力の左右差なども影響する。脇に何かを挟むような習慣も，肩甲骨が下方回旋して上部の筋群を緊張させる。様々な原因が考えられるため，クライアントの生活様式を詳細に確認し，なぜ首や肩がこるのかを突き詰めてから，対策を検討しよう。

首こり・肩こりの原因と考えられるもの

- 肩がすくんだ姿勢
  例：ストレスや心の緊張のため，防御姿勢として肩がすくんでいる。

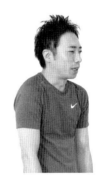

- 頭部の前方位姿勢
  例：パソコンのモニターを覗き込むため，頭を前方に突き出す姿勢をとっている，あるいは長時間そのような姿勢をとっているため常にそのような姿勢になっている。

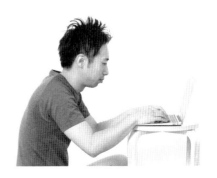

III. 各症状のアセスメントとエクササイズ

- 下を向く姿勢
  例：スマートフォンを操作したり，本を読むため，下を向いている時間が長い。

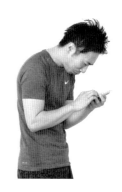

- 重い物を持つ習慣
  例：営業のため，ビジネスバッグなどの重い荷物を持って，長時間歩いたり立っていたりする。

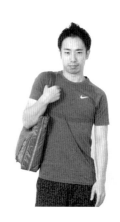

- 歯を嚙みしめる習慣
  例：寝ている時など，無意識のうちに，歯を嚙みしめたり歯ぎしりしたりしている。

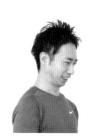

- 頭が傾いた姿勢
  例：テレビを横向きで見る習慣があり，頭が片方に傾いている。

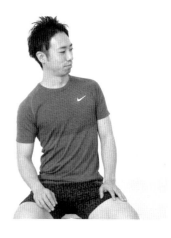

1.2　頭頸部に負担のかからない姿勢とは

　昨今は，高い建物が建ち，居住空間も狭く，遠くを見ることが少なくなってきた。しかし，もともと遠くを見るように進化したヒトにとって，やや上を向いた姿勢が最も自然な姿勢であり，視覚，咬合，皮膚のいずれの点からも，体に負担がない。現代の生活環境が頭頸部に負担をかけるものになってしまっているのである。やや上を向いた負担のない姿勢で，肩こりの原因筋である僧帽筋や肩甲挙筋に触れることで，それらがゆるんでいるか確認することができる。

頭頸部に負担のかからない姿勢
- 頭を動かさなくても天井（上）も床（下）も見える位置（視野の視点）
- 上下の歯列が合わさらないところ：リラックスポジション（咬合の視点）。1日の中で上下の歯列が合わさっている時間は，合計で17.4分といわれている。咀嚼している時以外の安静姿勢では，上下の歯列が離れているリラックスポジションが正常である。
- 首の前と後ろの両方にしわができないところ（皮膚の視点）

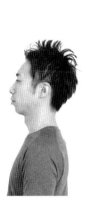
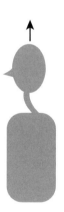

III. 各症状のアセスメントとエクササイズ

1.3 首こり・肩こりのアセスメント

1.3.1 肩甲骨上部筋に触れて緊張を確認する

- **観察する部位**：僧帽筋，肩甲挙筋，胸鎖乳突筋
- **正常な状態**：過剰な緊張がない。
- **主な異常**：過緊張。肩甲骨上部筋は肩甲骨の挙上筋であるため，過剰に緊張していると肩甲骨は挙上位をとる。ただし，肩甲骨が下制している場合も，遠心性収縮によって過緊張になることがあるため，アライメントとの整合性を確認する必要がある。
- **示唆されること**：

  ・プレッシャーを感じるような心の状態

  ・長時間のパソコン操作などで頭部が前方に突出している。

  ・頭部を回旋した状態での長時間の作業姿勢

  ・努力性呼吸，特に吸気の制限

  ・片側のみの過緊張の場合は，バッグの持ち方の左右差や，頭部の傾き，姿勢制御など

  ・肩甲骨の中間位からの逸脱（前方突出位，後退位）

1.3.2 環椎後頭関節のアライメントを確認する

- **観察する部位**：環椎（第1頚椎）横突起，乳様突起，茎状突起
- **正常な状態**：環椎横突起と乳様突起が触知でき，かつ位置関係に左右差がない状態。
- **主な異常**：

  ①環椎横突起が両側とも触れない。

  ②環椎横突起が片側のみ触れない。

  ③環椎横突起と乳様突起の上下位置が左右で異なる（右が広くて左が狭いなど）。

- **示唆されること**：

  ①の場合：

  ・下顎の後退（引き込み）

  ・環椎後頭関節の屈曲

  ②の場合：

  ・頭部の回旋偏位

  ③の場合：

  ・頭部の側屈偏位

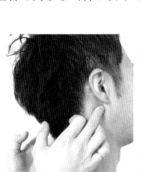
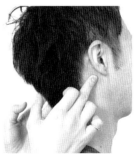

環椎横突起　　　乳様突起

1.3.3 環椎後頭関節の動きを確認する

- **観察する部位**：環椎後頭関節，上頭斜筋，外側頭直筋
- **正常な状態**：
  ・頷き運動をスムーズに行える（概ね 140 BPM[*]）。
  ・左右への首振り運動をスムーズに行える（概ね 230 BPM）。
- **主な異常**：頷き運動，首振り運動がスムーズにできない。
- **示唆されること**：
  ・環椎後頭関節の可動域制限
  ・不良アライメントによる筋アンバランス
  ・頭部変形（斜頭など）による頭部質量の左右差

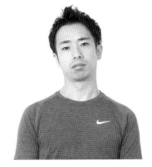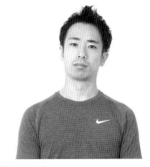

左右への首振り運動

1.3.4 胸式呼吸で胸郭の拡張方向を確認する

- **観察する部位**：鎖骨，胸骨，第1・2・3肋骨（胸郭上部），第7・8肋骨，（胸郭中部），第10・11・12肋骨（胸郭下部）
- **正常な状態**：
  ・胸郭上部：主に上下運動
  ・胸郭中部：主に前後運動
  ・胸郭下部：主に左右運動
  ・鎖骨，胸骨が持ち上がる。
  ・拡張の量に左右差がない。
- **主な異常**：
  ①胸式呼吸ができず，鎖骨，胸骨が持ち上がらない。
  ②背側だけが広がる。
  ③腹側だけが広がる。
  ④左右差が大きい。

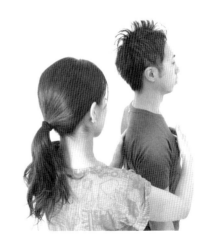

---

[*]著者の独自の判断基準であり，コンセンサスが得られているものではない。今後，研究が必要な部分である。

- **示唆されること：**
  ①の場合：
    - 腹式呼吸を習慣的に行っている。声楽や楽器の演奏を行っており，その時に腹式呼吸を行っているなど。
    - 日常で胸式呼吸を行うような比較的激しい運動を行う習慣がない。
    - 長身で円背の傾向があるために，胸郭上部が押しつぶされている。
  ②の場合：
    - 円背の傾向がある。
  ③の場合：
    - 姿勢をよくしようと胸を張りすぎている。
    - 投球動作などで体を反る動きが多い。
  ④の場合：
    - 偏った運動習慣や姿勢による左右差がある。

1.3.5 話を聞く

特に頭頚部や不良姿勢に関係する事柄について，具体的に聴取する。

- **既往歴**：むち打ち損傷などの既往の有無
- **現病歴**：いつから，何がきっかけで今の症状が出ているのか。
- **スポーツ歴**：どのようなスポーツを行ってきたか。
- 日常的姿勢，習慣的姿勢
- **趣味**：長い時間同じ姿勢をとるような趣味があるか。
- **仕事**：パソコンや机の向き
- **頭頚部に関係する機能**：視力，顎関節症・矯正の有無，聴力など

1.3.6 痛みについて把握する

- **痛みの大きさ**：VAS（ビジュアル・アナログ・スケール，図3-1-3）を使って測定する。
- **痛みの質**：鈍痛か鋭痛か，痺れがあるか。
  - 鈍痛：血流障害，損傷の慢性化が示唆される。
  - 鋭痛：断裂，損傷が示唆される。
  - 痺れ：神経障害が示唆される。
- **動きとの関連性**：首をどのように動かすと痛みが増すか，逆に楽になるか。
- **日内変動**：朝痛むか，夜痛むか。

図3-1-3 VAS（ビジュアル・アナログ・スケール）for pain
10 cmの直線を引き，左端を「痛みがない」状態，右端を「想像しうる最も激しい痛み」の状態として，自分が感じている痛みの程度と思われる場所に印をつけてもらう。直線の全長を100として，左端から印までの距離により，痛みの程度を表わす。数値が100に近いほど強い痛みとなる。

1.4 改善方法

1.4.1 ストレスの軽減と呼吸法

ストレスを避けることができれば一番よいが，仕事によるストレスなど避けられないものもある。そのような場合には，首や肩が緊張していることを自覚して，仕事の合間などにリラックスさせることが重要である。

簡便な方法として，呼吸法がある。ゆっくりと深く息を吸い，できるだけゆっくりと息を吐く。吐く息と一緒に，肩の筋肉も弛緩させる。息を吐く時には副交感神経が優位になるため，リラックスしたい時には呼気とともに行うと，脱力しやすくなる。

首と肩のまわりの筋肉をゆるめる方法として，前屈する方法がある（図3-1-4）。座位でも立位

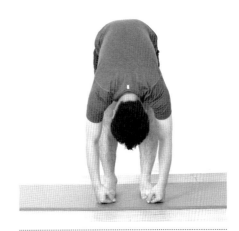

図3-1-4　前屈して筋肉をゆるめる方法

でもかまわないが，股関節から体を前屈させて，腕の力を抜き，ぶら下げる。重力に逆らっていた肩周囲筋を弛緩させる。この状態で軽く筋肉をマッサージするように押すことも効果的である。

1.4.2 座位姿勢の修正

不良姿勢をとることは小さな負荷であるが，長時間にわたり負荷が積み重なると，筋肉や関節にとっては大きな負担になる。

頭は脊柱の真上に位置するのが正常なアライメントなので，パソコン作業ではこの姿勢になるようモニターなどを設置する必要がある。筋肉への負担を簡便に確認するには，頭の位置を変えて頸部筋群を触診する。位置によって筋肉の緊張が異なることがわかる。

スマートフォンを操作したり，本を読んだりする場合には，視線の高さに上げて行う必要がある（図3-1-5）。

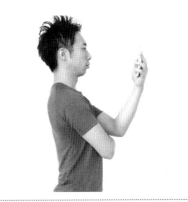

図3-1-5　スマートフォンを操作する時のよい姿勢

1.4.3 ハンドバッグやショルダーバッグの代用品を探す

重い物を持つと，腕を通して肩甲骨に影響を与える。ハンドバッグやショルダーバッグな

どを片手で持つと，負荷がより大きくなる。道具からの負荷なので，できるだけ代用品を使うことを勧める。デイパックやキャリーバッグのほうが負担は少ない。

デイパックを背負う場合には，ショルダーベルトの長さが長すぎると，骨盤を押す力がかかり，骨盤の後傾を惹起しかねない（図 3-1-6 左）。腰椎の前弯部にデイパックの下端が来るようにフィッティングすることが重要である（図 3-1-6 右）。

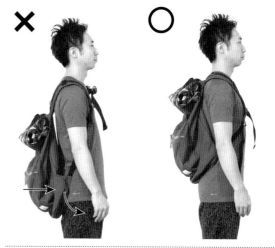

図 3-1-6　デイパックの背負い方

1.4.4　マウスピースの装着

クレンチングが原因である場合には，マウスピースの装着が有効な場合があるが，これは歯科の専門領域なので，咬合を専門とする歯科医の判断が必要となる。明らかに咬筋が膨隆しかつ圧痛がある，口腔内に骨隆起を認めるなどの場合には，クレンチングを疑い，咬合専門歯科の診察を促す。

1.4.5　上位胸椎の伸展制限を改善する

最近は，頚部が前方にある場合が多く，上部肋骨を上から蓋をするような形になっている。そのため，上部肋骨への吸気の流入が阻害され，結果として上位胸椎は屈曲位となる。この場合，吸気はどちらかというと背中側に優位に入る。すると，何かを見上げる場合のように頭頚部を伸展する動作の時に，上位胸椎の伸展が得られず，頚椎への負担が増す。ピラティスでいうところのエロンゲーションは上方への拡張が生み出すので，この上位胸椎の伸展制限は全身的な抗重力伸展活動の機能不全を生み出す。

鎖骨の真下は第 1 肋骨，その下は第 2 肋骨である。矢状面から見ると，第 1 胸椎，第 2 胸椎は鎖骨の上方に位置する。徒手で鎖骨を上方に，上位胸椎の椎間関節を下方に誘導することで，呼吸に伴う肋骨の動きが促される（図 3-1-7）。大きな力は必要なく，動きの支点を体にフィードバックすることで，徐々に体が引き上がっていく。背臥位（仰向け）になって行うとわかりやすい場合もある。

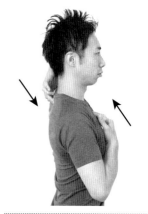

図 3-1-7　フィードバックによる上位胸椎の伸展制限の改善

1.4.6 「首」と「頚」を使い分ける

　一般的に「くび」を動かすという場合，具体的な関節としては「環椎後頭関節」と「頚椎椎間関節」になる。ここでは前者を「首」，後者を「頚」として使い分ける。

　「首」で起こる動きは頷き運動に代表されるもので，人の意思や小さな動きに対応する。一方，「頚」で起こる動きは大きな動きに対応し，主に視線に対応している。「首」の動きは実際には後頭骨の動きなので，脊柱そのものには大きな影響を与えない。一方，「頚」は脊柱の一部なので，ここで起こる動きは胸椎を含め脊柱全体に影響を与える。

　星を眺めていると「くび」が痛くなってしまうという人は，「首」ではなく「頚」を使っているのである（図3-1-8b）。頚椎の伸展は同じく前弯を形成する腰椎の前弯も強くしてしまうので，全体としては重力に負けてつぶれた状態

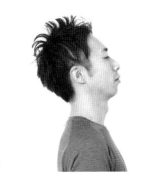

a

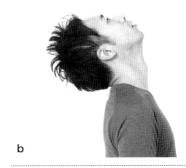

b

図3-1-8　a：「首」を使って上を見る場合。b：「頚」を使って上を見る場合

となる。それに対して，「首」を使う場合は後頭骨だけの伸展なので，脊柱自体は伸びたままで強い状態を維持しており，痛くなるようなことはない（図3-1-8a）。また，元々胸椎が屈曲位にある場合，頚椎の伸展に伴う胸椎の伸展の連動が得られず，頚部のみの伸展となる。頚部に連動するためには胸椎の柔軟性がとても重要になる。

インドの頭上運搬と環椎後頭関節

　インドに行くと皆姿勢がよいことに驚かされる。なぜだろうか。

　インドでは「OK」の意思表示や，悩んでいる場合のサインとして，頭を横に小刻みに振るジェスチャーがある。日本ではなかなか見ない動作である。インド映画にもその仕草がよく出てくる。これは，環椎後頭関節の動きである。

　また，インドでは頭上に物を乗せて運ぶこと（頭上運搬）がよく行われている。環椎後頭関節がニュートラルな位置になければ，頭上に物を乗せることはできない。

　筆者の仮説であるが，彼らは日常的にこの関節の動きを習慣にしているため，姿勢がよいのではないだろうか。日本でもこれらの動きを導入すれば，肩こりが減るかもしれない。

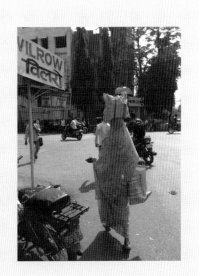

III. 各症状のアセスメントとエクササイズ

1.5 FRP エクササイズ

1.5.1 上位胸椎の伸展を促す：アッパー・ティー・エクステンション

　上位胸椎の柔軟性を高めることで，頚の自然な動きを可能にする。ローラーを頚部に当てておくことで頚部の過伸展を防ぎながら，頭部を押すことで頚板状筋や頚半棘筋の働きを促す。また，肘を内転位にすることで，肩甲骨により胸椎を押し出し，動きを助ける。

動　作：
❶マットの上に膝立ちになり，ローラーを両手で持ち，頚部後方に当てる。

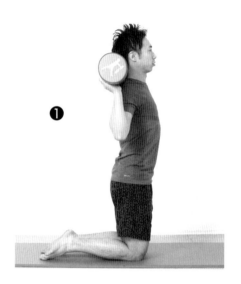

❷肩甲骨を中心に寄せながら，下げるようにしつつ，頭部を後方に引き，上を見上げる。

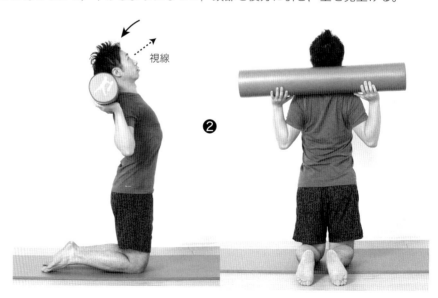

1. 首こり・肩こり

バリエーション1：ランジの姿勢で行う。
❶立位から片足を1歩前に踏み出し、ランジの姿勢になる。
　ローラーを両手で持って頚部後方に当て、頭から脚までが一直線になるようにする。

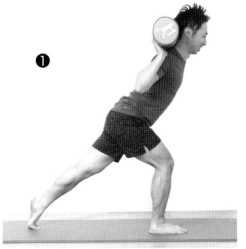

❷ローラーを押しながら、前を見るように頭を持ち上げる。

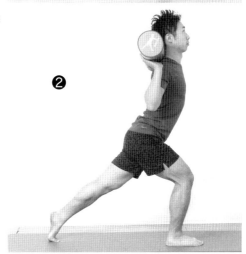

バリエーション2：左右に捻る。
❶基本動作を❷まで行い、頚胸椎を伸展しておく。
❷上体を左右に捻る。
　斜め上を見るようにすると、肩甲骨間の中部胸椎が伸展、回旋する。

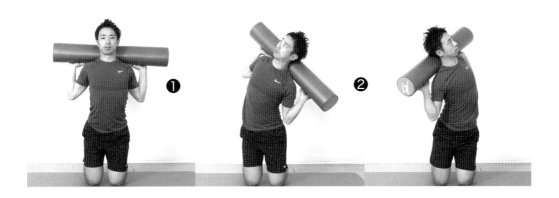

III. 各症状のアセスメントとエクササイズ

1.5.2 大胸筋・内旋筋のストレッチ

1.5.1 のエクササイズでローラーの後ろに手が届かない場合は，肩関節の外旋制限，肩甲骨の後退制限が疑われる．その場合は，まず大胸筋，内旋筋（肩甲下筋）のストレッチを行う．

大胸筋のストレッチ1
動　作：
❶マットの上に正座し，両手でローラーを持ち，頭上に持ち上げる．

❷ローラーを背中側に下ろし，肩甲骨を寄せて胸を開く．

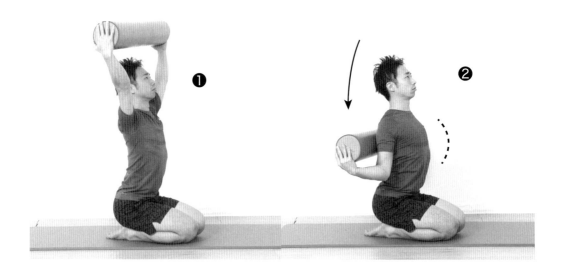

＊ローラーを両手で外側から持つ時には，手のひらの中央で軽く持つ．指に力を入れると，過剰な緊張をつくり出してしまう．また，手のひらの中央を意識することで，手関節をニュートラルに近づけることができ，体幹の機能を効率的に効かせることができる．

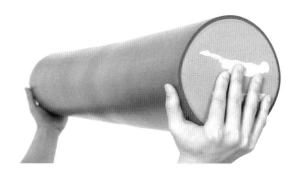

大胸筋のストレッチ2

動　作：

❶ローラーの上に背臥位になり，両手を頭の上に伸ばす。

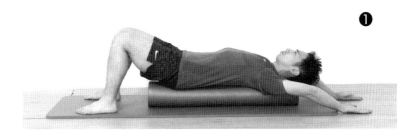

❷肘を曲げて前腕を床に押しつけ，肩甲骨を寄せ，胸を開く。

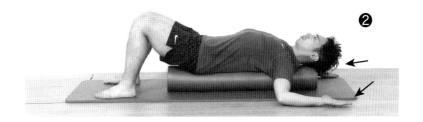

大胸筋のストレッチ3

動　作：

❶ローラーの上に背臥位になる。
殿部（お尻）を片側に下ろし，同時に頭を反対側に下ろし，胸を開く。

❷開いた胸の大胸筋を，反対側の手で伸ばす。

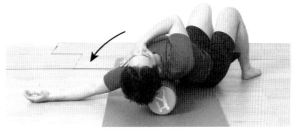

III. 各症状のアセスメントとエクササイズ

大胸筋のストレッチ 4
動　作：
❶背臥位になり，膝を立て，ローラーを片手に持つ。
　ローラーを持っていないほうの手は，反対側の胸の上に置く。

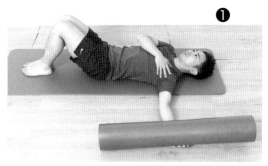

❷膝をローラーと反対側に倒す。
　その時，胸の上に置いた手で胸を押すようにし，肩甲骨を床から離さないようにしながら，大胸筋を伸ばす。

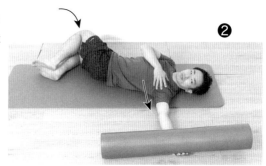

内旋筋のストレッチ
動　作：
❶背臥位になり，膝を立て，片側の肘を曲げてローラーを持つ。
　ローラーを持っていないほうの手は，反対側の胸の上に置く。

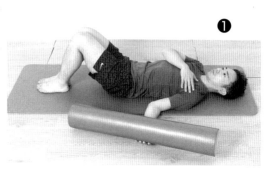

❷膝をローラーと反対側に倒す。
　その時，胸の上に置いた手で胸を押すようにし，肩甲骨と前腕が床から離れないようにしながら，内旋筋を伸ばす。

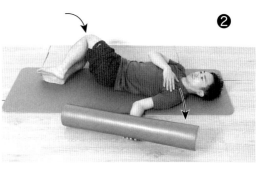

1.5.3 ネック・バック・ストレッチ

頭頸部が前に出ている人に適応となる。ローラーの形状を使い，他動的なストレッチを行う。

動　作：
❶ローラーの上に背臥位になり，ローラーの端を第 3～4 胸椎の裏に当てる。両手を後頭部に当てる。

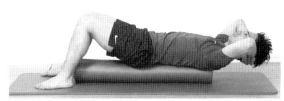

❷後頭部を床に近づけていく。

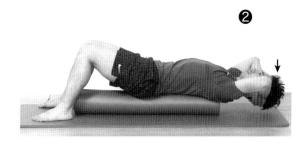

ポイント：
- 顎を前に突き出さないように注意する。
- 首の後ろを伸ばすように意識する。

III. 各症状のアセスメントとエクササイズ

1.5.4 脊柱全体の伸展を促す：チェスト・アップ

肩甲骨を誘導の起点にしながら，胸椎を中心として，脊柱全体の伸展を促す。

動　作：
❶膝立ちになり，ローラーの片端を膝に当て，斜めに立てて両手で持つ。

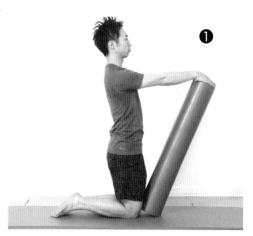

❷両手でローラーの端を押すことで肩甲骨を下げ，同時に胸を持ち上げる。

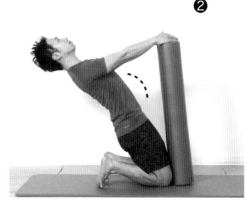

❸カウンターの動きで背中を開く。

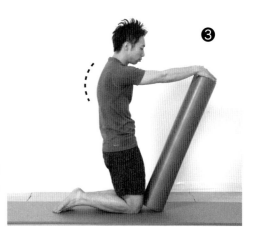

＊余裕があれば，❷で胸を持ち上げた状態で，膝を支点として体を後方に傾け，前面（腹側）の筋肉を鍛えるエクササイズを追加する。

1.5.5　肩甲骨を下制，下方回旋させる筋肉のストレッチ：スウェイング・グラス

　肩甲骨を上方回旋させる筋肉の反対の筋肉が緊張していると，肩甲骨は下方に引かれる形となり，上方の筋群の緊張も高まる。このエクササイズは，下方回旋させる筋群（広背筋，僧帽筋下部など）を伸ばし，肩甲骨の上方回旋を促すことを目的とする。

動　作：

❶ローラーの上に横座りになり，下の脚は曲げて大腿をローラーに当て，上の脚は横に伸ばす。

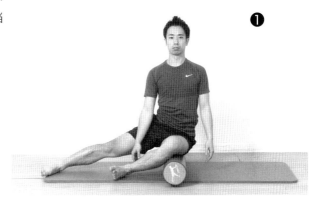

❷曲げた脚の側の肘を床について，上の手を遠くに伸ばし，体側を開く。

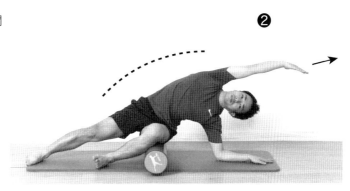

❸下の手でサポートしながら体を起こし，反対側の体側を開く。
　リズミカルに繰り返す。

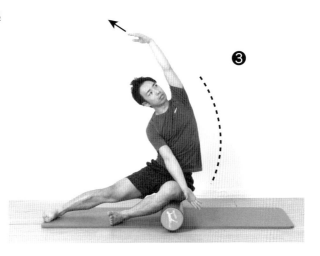

Ⅲ. 各症状のアセスメントとエクササイズ

＊上側の脚を伸ばす（股関節を外転する）ことが難しい場合は，膝を後ろに曲げて行う。

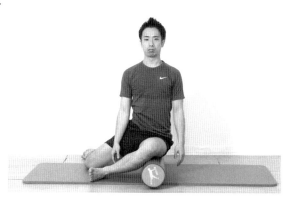

バリエーション 1：基本動作の❷から，背中と胸を交互に開く。

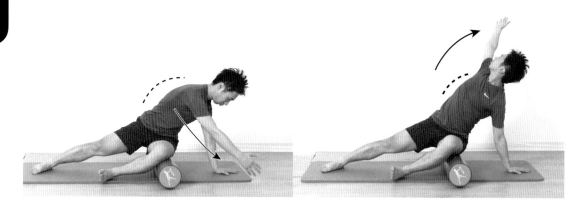

バリエーション 2：基本動作の❷から，円を描くように腕を動かして胸を開く。

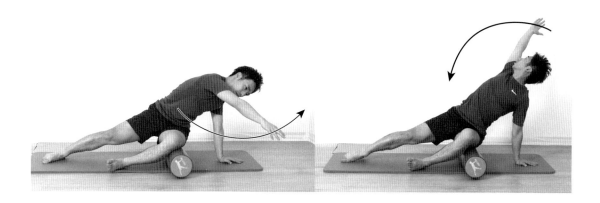

1. 首こり・肩こり

1.5.6　首のストレッチ：サイド・リーチ

　頭の重さは体重の約 10％くらいあるといわれている。頭の重さを使うことで効率的にストレッチすることができる。ここではただ首だけをストレッチするのではなく，体全体をストレッチしながら，脊柱の一部として伸ばしていく。

動　作：

❶マットの上に膝立ちになる。
　片側の手を床について体を横に倒し，上の手をローラーに乗せる。
　同じ側の脚を外側に伸ばす。

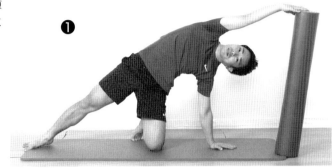

❷ローラーを前に倒しながら下を見る。

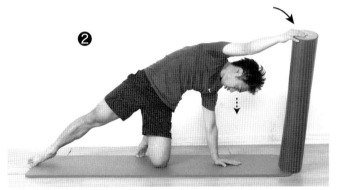

❸ローラーを後ろに倒しながら上を見る。
　頭の重さを感じながら首を伸ばす。

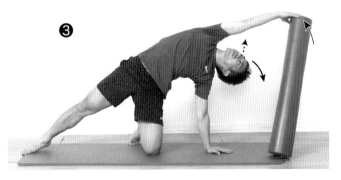

バリエーション：余裕があれば，両方の脚を伸ばして行う。

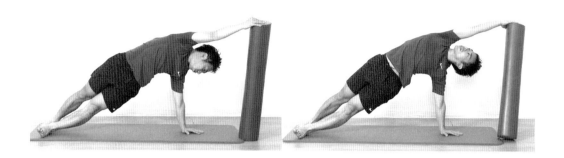

1.5.7　肩甲骨上部筋への血流を促す：イン・アウト・スキャプラ

筋肉の血流障害はこりの慢性化を引き起こす。筋肉をゆるませ，かつ動かすことで，血流の増加を目指す。このエクササイズでは，特に前鋸筋の使い方を学ぶことができる。この筋肉が働くと，肩甲骨が下がり，肩こり筋の代名詞である僧帽筋の緊張を抑制できるようになる。

動　作：

❶前屈した状態でローラーに手を当てる。頭を下げて肩甲骨を寄せ，上部の筋肉をあえて緊張させる。

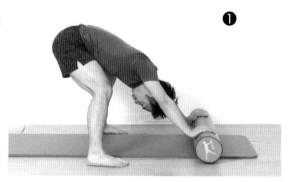

❷頭を持ち上げて前鋸筋を使うことで，肩甲骨を開き，上部の筋肉をゆるめる。

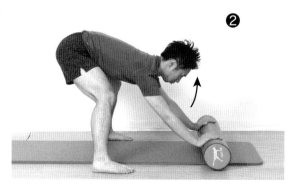

1.5.8 頭部の「まんなか」を知る：ヘッド・プッシュ

　壁に当てたローラーに頭部を当てることで，そこからのフィードバックを体に伝え，頭部の中心を感じる。

動　作：

❶ローラーを壁に立てかけ，その前に四つ這いになり，頭頂を当てる。

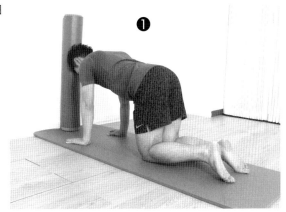

❷片脚を伸ばし，足と頭頂で引っ張り合うようにして，体を長くする。

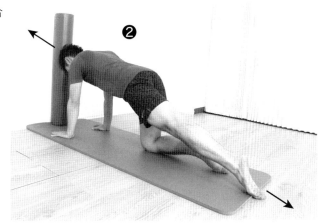

❸四つ這いに戻り，反対側でも同様に行う。

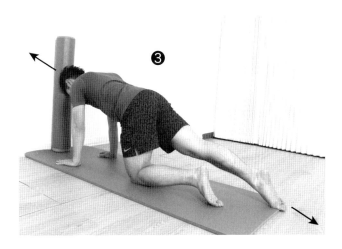

III. 各症状のアセスメントとエクササイズ

■その他の推奨されるエクササイズ，マッサージ

以下のエクササイズとマッサージも，首こり・肩こりに対して効果がある。詳細については，別書『ファンクショナルローラーピラティス』を参照していただきたい。

- ヒンジバック（p.42）
- チェストリフト（p.44）
- ダート（p.52）
- サイド・フロー（p.116）
- チェスト・アップ（p.152）
- マルチフィダス（p.190）
- ディボウト（p.196）
- セルフストレッチ 1.1　胸鎖乳突筋，斜角筋，僧帽筋，肩甲挙筋のストレッチ（p.206）
- セルフストレッチ 1.18.1（p.218）
- セルフマッサージ 2.9　肩甲挙筋のマッサージ（p.230）
- セルフストレッチ 2.10　頚部筋背面のマッサージ（p.230）

（カッコ内は『ファンクショナルローラーピラティス』の該当ページ）

■首こり・肩こりに関係する骨，関節，筋肉

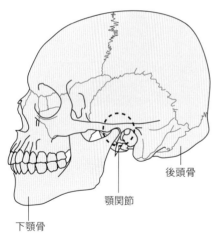

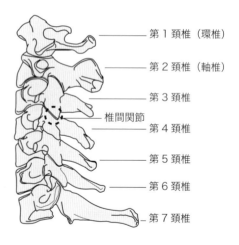

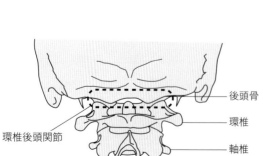

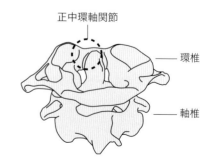

1. 首こり・肩こり

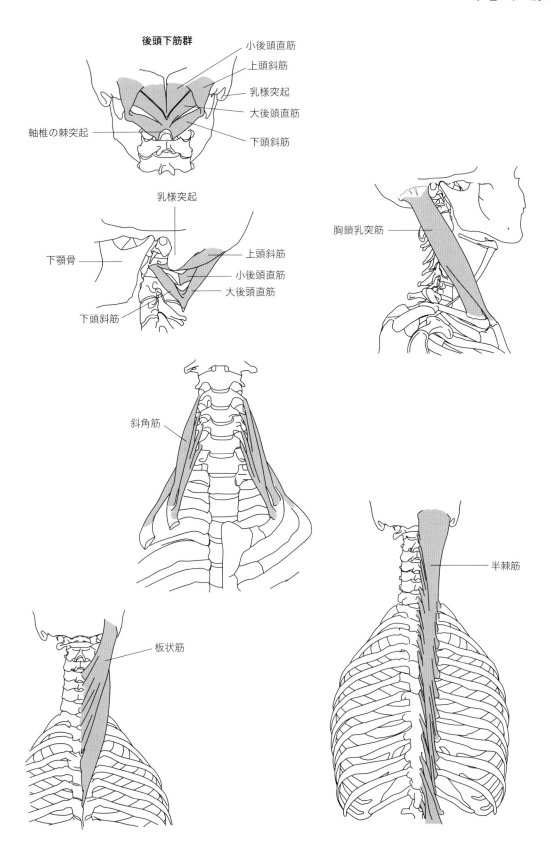

III. 各症状のアセスメントとエクササイズ

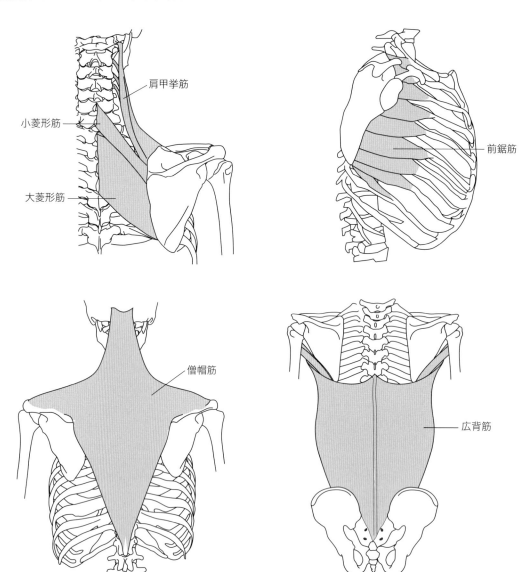

2 肩痛

2.1 肩の構造と肩の主な障害

　ニホンザルなどのサルは，四足動物と同じように肩甲骨が床に対して垂直方向に位置しているため，肩関節の完全な外転ができない。それに対して，ゴリラやオランウータンなどの類人猿やヒトは，肩甲骨が後方に位置し，肩甲骨の上方回旋つまり肩関節の外転が可能である（図3-2-1）。

　類人猿の肩関節の外転は，ブラキシエーション（木にぶら下がる動き，図3-2-2）に適応したものである。つまり肩関節は腕が伸びた位置に適応しているのである。

　そのため，腕は基本的に伸ばして使うようにできており，引いて（脇を締めて）使うようにはできていない。肩には肩甲骨面（スキャプラプレーン：scapula plane，図3-2-3）という動きの面が存在する。この面では，肩甲骨の関節窩と上腕骨頭が水平面上で一致している。この面から上腕骨がズレると水平内転位または水平外転位となり，肩関節の前後どちらかに圧縮ストレスと伸張ストレスが生じてしまう。肩甲骨面は特に意識する必要はなく，腕を遠くに伸ばすことで自然に起こるシステムである。しかし，腕を引く動作が多くなると，肩甲骨面から逸脱した動きなので，機能障害を引き起こす（図3-2-4）。

　腕を引く動作というのは，バッグを持つ，デスクワークの

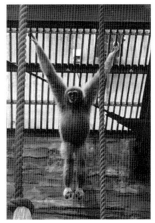

図 3-2-2　テナガザルのブラキシエーション
（写真は著者が多摩動物公園で撮影したもの）

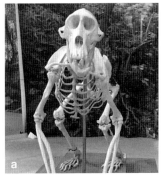
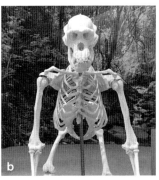

図 3-2-1　ニホンザル（a）とゴリラ（b）の骨格
ニホンザルの肩甲骨は床に対して垂直方向に位置しているが，ゴリラの肩甲骨は後方に位置しており，上方回旋が可能である。

III. 各症状のアセスメントとエクササイズ

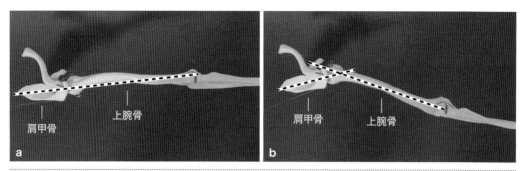

図 3-2-3　肩甲骨面（スキャプラプレーン）
a では，肩甲骨と上腕骨の長軸が一致している。b は両者が一致していないため，関節の構造体に負担がかかる。概ね，a は腕を伸ばして使う使い方，b は腕を曲げ，引いて使う使い方といえる。

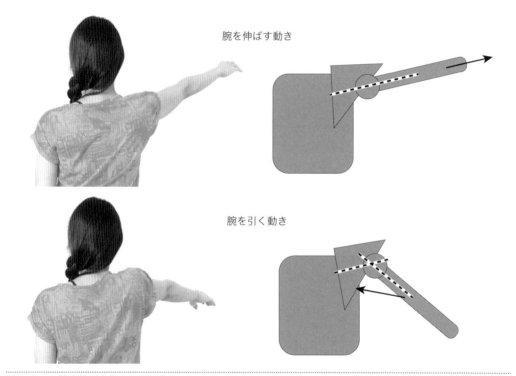

図 3-2-4　腕を伸ばす動きと引く動き
腕を伸ばす動き（上）では上腕骨の長軸が肩甲骨面と一致しているが，腕を引く動き（下）では肩甲骨面からずれてしまう。

時に肩がすくむ，緊張して肩肘が張るなどの動きである。腕を伸ばす動作というのは，高いところにある物をとる，物を投げる，歩く時に腕を振るなどであるが，えてして現代の生活では腕を伸ばすことが減り，腕を引くことが増えている。

肩関節は球関節でありながら関節の被覆が浅く不安定である。そのため，脱臼が起こりやすく，安定化機構としてのローテーターカフ（回旋筋腱板）が重視されている。この筋群も腕を引くような動きでは不均衡（インバランス）が生じる。肩関節周囲筋や靱帯の緊張のバランスがとれるところを肩の「ゼロポジション（zero position）」という（図 3-2-5）。肩

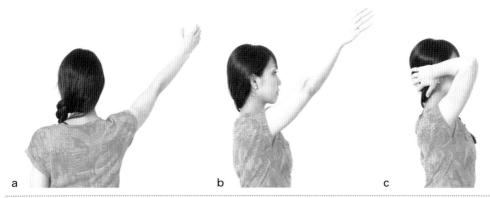

図 3-2-5 肩のゼロポジション（a, b）とハンモックポジション（c）

のゼロポジションは，概ね肩甲骨面での外転150°であり，高いところからぶら下がっている時のような肢位である。肩関節は同じ状態のまま，手を頭の後ろに置くと，ハンモックポジション（hammock position）となる。横になって休む時に自然にこの姿勢をとる人もいると思う。

この位置でバランスがとれることも，もともと腕を挙上した位置に肩が適応したことを物語っている。棘上筋の断裂が多いのも，腕を下ろしたヒトならではの宿命かもしれない。

手の機能も肩に大きな影響を与える。たとえば，母指には対立（小指と丸をつくる動き，図 3-2-6）を主に行う対立筋という筋肉があ

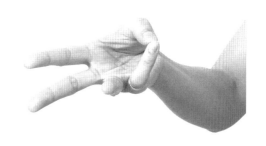

図 3-2-6 母指と小指の対立運動

表 3-2-1 肩関節に影響を与える体幹の機能障害

・胸郭を中心とした脊柱の柔軟性の低下
・体幹の筋力低下
・肩甲骨と体幹の連結不足（前鋸筋の筋力低下）

る。母指を使うことが多い人は，対立筋が短縮を起こし，中手骨が掌側に亜脱臼して偏位することがある。すると，前腕の回外が行いづらくなり，ひいては肩関節の外旋制限にまで繋がる。この状態で肩関節の外転運動を繰り返し行うと，肩峰下でインピンジメントを起こしてしまう。肩峰下インピンジメントは棘上筋を挟み込むので，繰り返しのストレスで断裂を起こすことがあり，何も訴えのない成人の半数くらいに部分断裂が認められると報告されている。

肩の安全な動かし方である腕を伸ばす動作を実際に起こしている筋肉は，肩甲骨レベルでは前鋸筋，体幹レベルでは外腹斜筋である。II.2.2 関節のニュートラルポジションの項で解説したとおり，腕の土台は体幹である。そのため，体幹の機能障害（表 3-2-1）は肩関節に影響を与え，障害を惹起する。

III. 各症状のアセスメントとエクササイズ

肩痛の原因と考えられるもの

- 腕を引く動作の繰り返しによる機能障害
  例：常に同じ側にバッグをかける癖などにより，腕を引く動作を繰り返すことから機能障害が生じている。

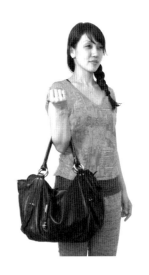

- ローテーターカフのインバランス
  例：常に同じ側で頬杖をつく癖などにより，頬杖をついている側の肩が外旋位，反対側の肩が内旋位をとることが繰り返され，それぞれのローテーターカフにインバランスが生じている。

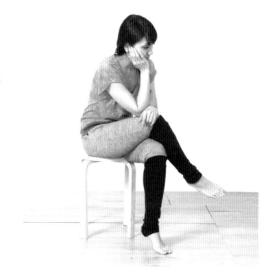

- 母指の対立筋の硬さ
  例：弓道で弓を母指で押さえている（いた）など，母指の過使用により対立筋が硬い。

2.2 肩痛のアセスメント

2.2.1 肩関節の可動域を確認する

肩関節の屈曲・伸展，外転・内転，外旋・内旋の可動域を測定する。症状がある場合には，症状が出る角度も確認する。

- **観察する部位**：肩関節（肩甲上腕関節，胸鎖関節，肩甲胸郭関節）
- **正常な状態**：図の値を参照*
- **主な異常**：
  ①可動域制限
  ②関節弛緩性（ラキシティ）
- **示唆されること**：

  ①の場合：
  - 日常の偏った姿勢の習慣
  - 腕を引く（脇を締める）ような偏った動作を行う習慣（バッグの持ち方など）
  - 腕を多く使うスポーツの習慣（野球，テニスなど）

  ②の場合：
  - 遺伝性と習慣性が考えられる。習慣性の場合，関節をロックする（II-2 参照）姿勢や動作パターンが原因であることが多い。

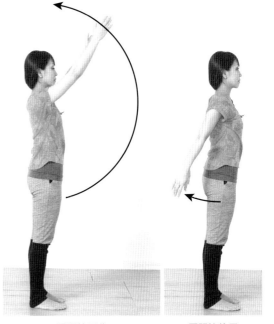

肩関節屈曲 〈180°〉　　肩関節伸展 〈50°〉

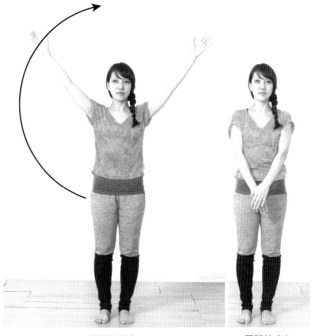

肩関節外転 〈180°〉　　肩関節内転 〈0°〉

*〈　〉内は日本整形外科学会・日本リハビリテーション医学会による参考関節可動域角度

III. 各症状のアセスメントとエクササイズ

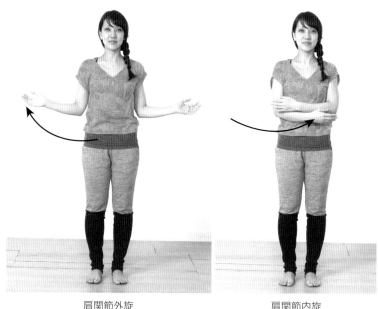

肩関節外旋　　　　　　　　　肩関節内旋
〈60°〉　　　　　　　　　　　〈80°〉

2.2.2　肩甲骨の可動性，体幹の可動域を確認する

　肩甲骨の上方回旋・下方回旋，前方突出・後退，また体幹の屈曲・伸展，右側屈・左側屈，右回旋・左回旋について確認する。

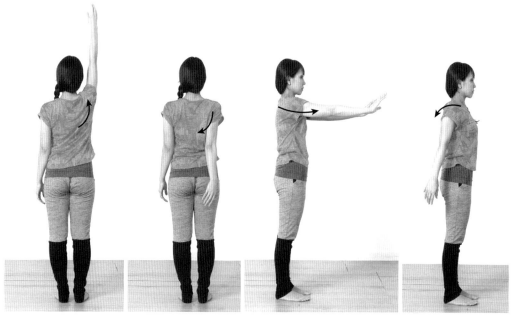

肩甲骨上方回旋　　　　肩甲骨下方回旋　　　　肩甲骨前方突出　　　　肩甲骨後退

2. 肩痛

- **観察する部位**：肩甲胸郭関節，胸鎖関節，肩鎖関節
- **正常な状態**：図の値を参照
- **主な異常**：
  - ①可動域制限
  - ②過可動性
- **示唆されること**：

  ①の場合：
  - ・日常の偏った姿勢の習慣
  - ・腕を引く（脇を締める）運動習慣（バッグの持ち方など）
  - ・特に腕を多く使うスポーツの習慣（野球，テニスなど）

  ②の場合：
  - ・日常の偏った姿勢の習慣
  - ・特に腕を多く使うスポーツの習慣（野球，テニスなど）

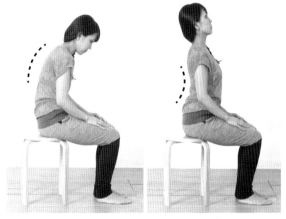

体幹屈曲　　　　体幹伸展
〈45°〉　　　　〈30°〉

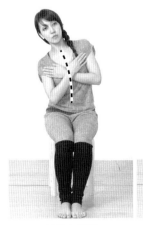 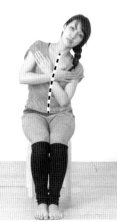 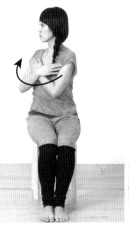 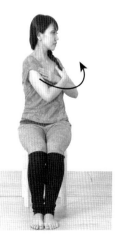

体幹右側屈　　体幹左側屈　　体幹右回旋　　体幹左回旋
〈50°〉　　　〈50°〉　　　〈60°〉　　　〈60°〉

III. 各症状のアセスメントとエクササイズ

2.2.3 上方へのリーチ動作を確認する

椅子に座った状態で，片手をできるだけ高く上に挙げてもらう。体幹に動きがあるかどうか，肩甲骨の動きが促されているかどうかを観察する。

- **正常な状態**：体幹を側屈し，片方の坐骨を浮かせ，骨盤を斜めにした状態でバランスをとることができる。
- **主な異常**：
  ・体幹を側屈することができない。
  ・坐骨を浮かせることができない。
- **示唆されること**：
  ・日常的にリーチ動作を行う習慣がない。
  ・肩関節，脊柱の椎間関節の可動域制限
  ・肩関節，体幹周囲筋の筋力低下

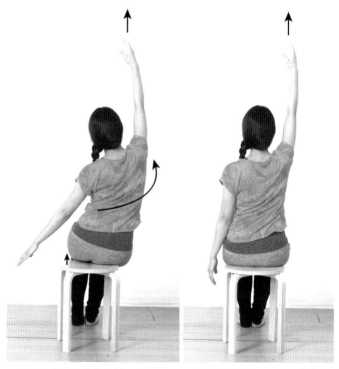

正常：体幹を含めたリーチ動作　　異常：肩関節のみでの挙上

2.2.4 呼吸による胸郭の拡張度を確認する

胸郭の周径を計測し，最大呼気時と最大吸気時の差をみる．

- **観察する部位**：肋椎関節，胸肋関節，肩甲胸郭関節
- **正常な状態**：最大呼気時と最大吸気時で，鳩尾を基準として 7 cm 程度の差がある．吸気時に，上部・中部・下部胸郭が満遍なく拡張する．
- **主な異常**：胸郭の偏った拡張，または拡張制限
- **示唆されること**：
  - ・日常的に胸式呼吸をするような運動習慣がない．
  - ・日常の偏った姿勢の習慣
  - ・腕を引く運動習慣（バッグの持ち方など）

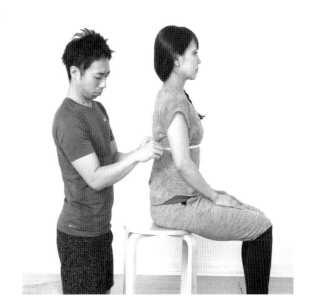

2.2.5 歩行動作を観察する

- **観察する部位**：全身，特に上肢を含む上半身
- **正常な状態**：腕を振ることができていて，動作の左右差が少ない．
- **主な異常**：
  - ・頭部が一方向に傾いている．
  - ・腕を振ることができていない，または左右差が大きい．
  - ・手の母指が進行方向を向いていない（前腕回内位）．
  - ・上半身が墜落する（跛行）．
- **示唆されること**：
  - ・頭部が偏位するような運動や生活習慣
  - ・外傷後の肩関節，前腕の可動域制限
  - ・決まった方向で休めの姿勢をとる習慣や，仕事中の習慣的な姿勢

2.2.6 話を聞く

特に肩周辺部や不良姿勢に関係する事柄について，具体的に聴取する。

- **既往歴**：肩の打撲，肩関節周囲炎などの既往の有無。
- **現病歴**：いつから何がきっかけで今の症状が出ているのか。
- **スポーツ歴**：投球動作があるスポーツ（野球，バドミントンなど）を行ってきたか。
- **日常的姿勢，習慣的姿勢**。
- **趣味**：長い時間同じ姿勢をとるような趣味があるか。
- **仕事**：パソコンや机の向き，重いものを持つかどうか，肩の一方向の動きが多くないか。
- **肩に関係する部位の機能**：隣接した関節（手関節，肘関節）の可動域や変形の有無。

2.2.7 痛みについて把握する

- **痛みの大きさ**：VAS（図 3-1-3 参照）を使って測定する。
- **痛みの質**：鈍痛か鋭痛か，痺れがあるか。
  - ・鈍痛：血流障害，損傷の慢性化が示唆される。
  - ・鋭痛：断裂，損傷が示唆される。
  - ・痺れ：神経障害が示唆される。
- **痛みのある部位**：
  - ・肩関節前方の痛み：上腕二頭筋長頭腱炎などを疑う。
  - ・肩関節外方の痛み：棘上筋断裂などを疑う。
- **動きとの関連性**：肩をどのように動かすと痛みが増すか，逆に楽になるか。
  - ・肩関節外転時の痛み：インピンジメント症候群（肩峰下部）などを疑う。
  - ・肩関節内旋時の痛み：インピンジメント症候群（烏口突起部）を疑う。
- **日内変動**：朝痛むか，夜痛むか。
  - ・夜間痛：肩関節周囲炎などを疑う。

2.3 改善方法

2.3.1 腕を引く動きよりも伸ばす動きを増やす

あえて高いところに物を置き，体を伸ばすようにしてとるようにする。この時に体幹機能も意識すると効果的である。

2.3.2 肩を一方向だけに捻る（回旋する）癖をなくす

片側で頬杖をつく癖があるようであれば，反対側でも行うようにする。癖を直すことが難しいようであれば，コンディショニングとして反対方向のストレッチを定期的に行う。

2.3.3 母指の復位方向へのストレッチ

筋肉の使いすぎにはマッサージとストレッチが有効である。セルフストレッチを行う場合は，自分の大腿やテーブルなどを用いて行う。

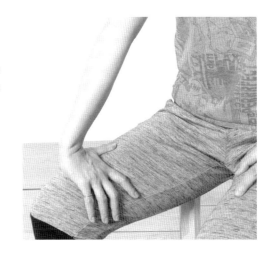

2.3.4 脇の下のセルフマッサージ

脇の下の筋肉は自分でほぐすことがなかなか難しいが，ローラーを用いると，自重を負荷として使い，負荷を調整しながらほぐすことができる。

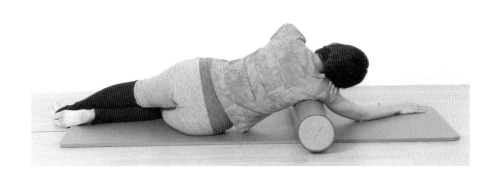

III. 各症状のアセスメントとエクササイズ

2.4 FRPエクササイズ

2.4.1 腕を伸ばし外旋筋の動きを促す：
ショルダー・エクスターナル・ローテーション

　腕を前に伸ばす（突き出す）動きは，肩甲骨の前方突出とセットになる。動きの中心となる筋肉は前鋸筋である。このエクササイズでは前鋸筋とともに，肩関節の外旋筋（棘下筋，小円筋）の動きも促す。

動　作：
❶マットの上に側臥位（横向き）になり，体の斜め前にローラーを置く。
　ローラーに上側の手首を乗せる。

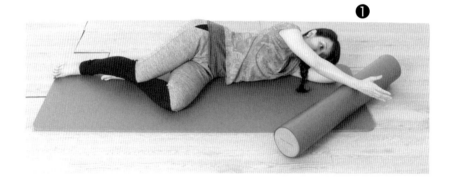

❷体幹からローラーを押し出すようにして，肩関節を外旋する。

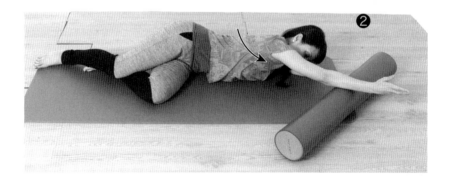

❶，❷を繰り返す。

バリエーション：

❶ローラーに肘を乗せる。

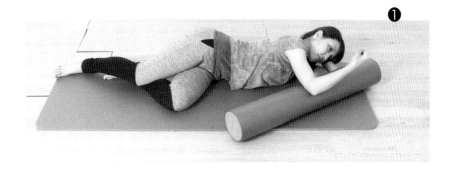

❷肘を突き出しながら，前腕をリズミカルに外旋する。
　この時，母指を天井に向けて行う。

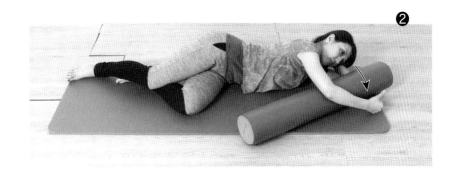

2.4.2 腕を伸ばし内旋筋の動きを促す：
ショルダー・インターナル・ローテーション

　肩関節の内旋筋（肩甲下筋）の動きを促す。腕を引くと大胸筋が働いてしまうため，肘は外旋の時と同じく押し出しながら行う。

動　作：

❶背臥位になり，体の横にローラーを置く。
　ローラーに腕を乗せ，肘を曲げ，母指を立てる。

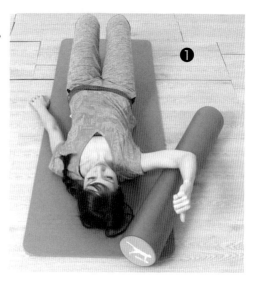

❷体幹からローラーを押し出すようにして，肩関節を内旋する。

リズミカルに❶，❷を繰り返す。

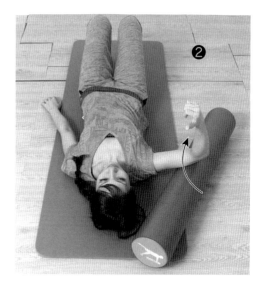

2.4.3 外旋筋の抵抗運動を行う：サイド・アーム・スイング

棘下筋や小円筋は，肩関節の外旋だけでなく，水平外転する機能も有している。約1kgのローラーを用いて，これらの筋の抵抗運動を行うことができる。

動 作：
❶側臥位になり，片手でローラーを持って^{**}前に押し出す。

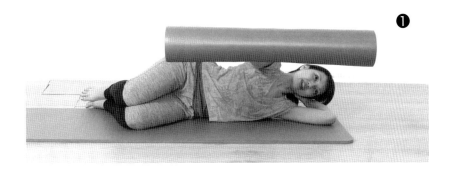

❷ローラーを上下（頭尾）の方向に動かす。

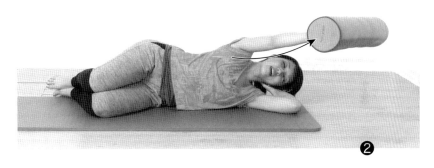

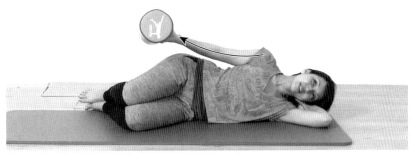

---

^{**} 手が小さくてローラーを片手で持つことが難しい場合は，水を入れたペットボトルで代用することもできる。

2.4.4 手の機能を整える：ローラー・グリップ

　手には握力などの筋力が必要である。このエクササイズでは手の内在筋である虫様筋を中心として，外在筋である手関節伸筋群・屈筋群を満遍なく活性化していく。また，肩甲骨面で押し出すため，体幹からつながる手の感覚も学習できる。

動　作：

❶マットの上に正座し，片手でローラーを持つ。
　上体をローラーと反対の側に傾け，片手をついて体を支えながら，ゼロポジションでローラーを押し出す。

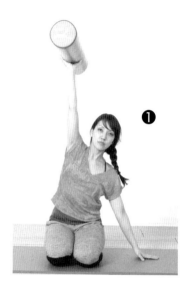

❷肩関節の内外旋（前腕の回内外）をリズミカルに繰り返す。
　肘が過伸展しないよう，ニュートラルな関節の状態で行う。

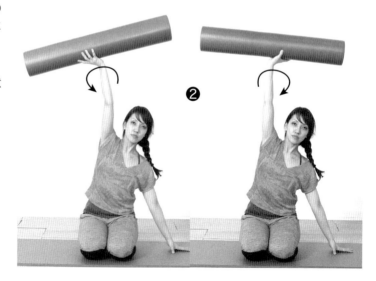

2.4.5　前屈の状態で前鋸筋を促通する：ウエイト・ベアリング

　腕を持ち上げることが困難な場合，前屈し，重力を使うことによって肩を挙上したような状態をつくる。腕で体重を支持することにより，肩を挙上する時に使う筋肉（前鋸筋）の動きを促すことができる。

動　作：
❶前屈し，ローラーの両端に手のひらの中央を当てる。

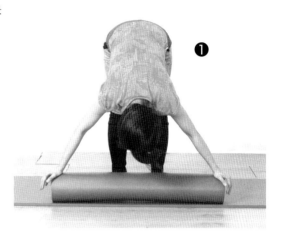

❷斜め外に押し出すようにして，肩甲骨を開く。

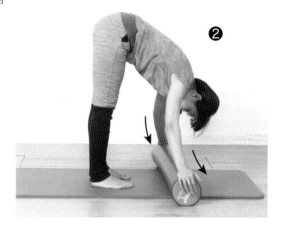

ポイント：
- ハムストリングが伸びない人は，前屈する時には膝を軽く曲げ，膝裏がつっぱらないように行う。
- 手はやや外側に向けて押し出すことで，大胸筋の過剰収縮を抑制する。

III. 各症状のアセスメントとエクササイズ

2.4.6　腋窩の伸張と体幹の側屈を促す：アームピッツオープニング

　腕を大きく伸ばして動かすと，体幹の動きにつながる。ローラーを用いることで腕を伸ばし体側を伸ばす。

動　作：

❶両足を大きく開いて立ち，膝を軽く曲げる。
　両手でローラーの端を持つ。

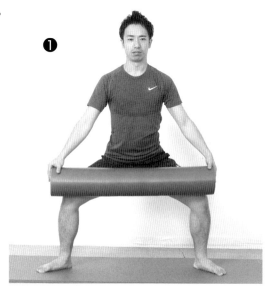

❷ローラーを左右に振る。下の手でローラーを押し上げ，ローラーを介して上の手を押し上げ，脇と体幹を伸ばす。

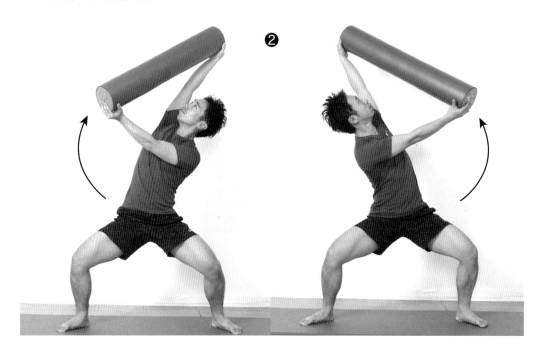

2.4.7 肩関節の伸びと体幹の捻りを促す：バックストローク

腕を動かす土台は体幹なので，体幹の可動性を促すことで，腕のリーチ範囲が広くなる。このエクササイズは，腕を伸ばして使い，肩関節のバランスを整える。

動　作：

❶マットの上に膝立ちになる。ローラーを前に立て，その上に両手を置き，体を前後に引き伸ばすようにする。

＊この時，顔を腕より下に下げないように注意する。前鋸筋を働かせる場合，肩甲骨は常に前方突出位に保持する。

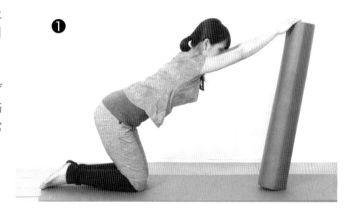

❷背泳ぎのように，手を上から後ろに回して伸ばす。
視線は手を追う。
左右に繰り返す。

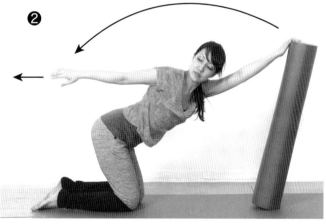

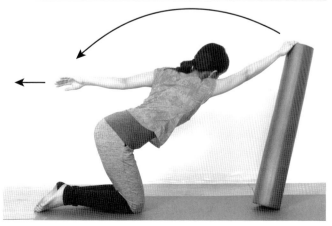

2.4.8 肩甲骨からの体幹の捻りを促す:スキャプラ・ローテーション

胸郭の柔軟性は肩甲骨がカギである。手先ではなく肩甲骨から動かすことで,胸郭と肩甲骨との関連性が引き出され,効率的に胸椎を動かすことが可能になる。

動 作:
❶膝立ちになり,斜め前に置いたローラーに反対側の手を置き,もう一方の手を腰に回す。

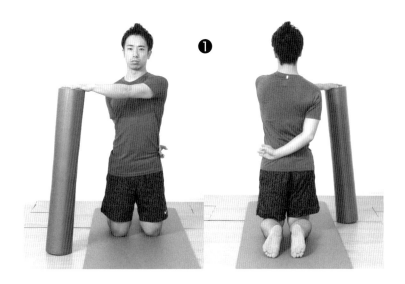

❷ローラーの上の手を肩甲骨から押し出しながら,腰に回した手をより遠くに伸ばすことで肩甲骨を引く。
　肩甲骨から体幹の回旋を促す。
　視線は捻る方向へ向ける。

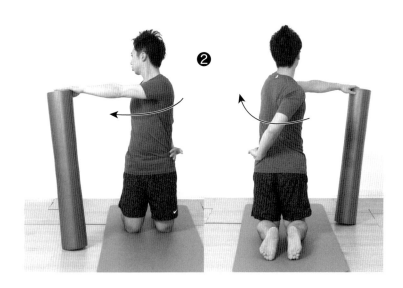

2.4.9 肩関節の屈曲を促す：ウォール・ローラー

　肩関節の屈曲の土台となる筋肉は，肩甲骨を支え矢状面に押し出す前鋸筋である．壁を使ってローラーを転がすことで，前鋸筋を使いながら肩関節の屈曲を促すことができる．同時に視線も動かすことによって，胸椎の動きも促す．肩を肩のみで動かすのではなく，体幹，脊柱から動かしているという感覚を得ることが重要である．

動　作：

❶壁にローラーを当て，その上に左右の手を肩幅よりもやや広めに開いて置く．
　つま先立ちになり，体重を少し前にかけて，体幹の前面の筋肉を刺激する．

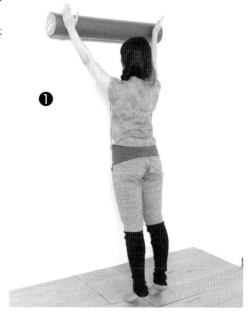

❷肩甲骨（イメージとしては腋下）から押し出すようにローラーを転がす．
　視線はローラーを追いかける．
　動きは小さいが，体幹から動かしている感覚を意識して行う．

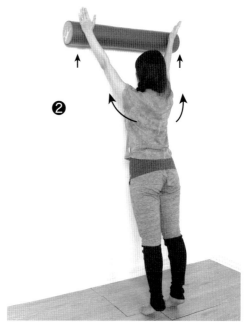

III. 各症状のアセスメントとエクササイズ

■その他の推奨されるエクササイズ，マッサージ

　以下のエクササイズとマッサージも，肩痛に対して効果がある。詳細については，別書『ファンクショナルローラーピラティス』を参照していただきたい。

- マーメイド（p.36）
- スパインツイスト（p.38）
- ソウ（p.40）
- オールフォアーズ（p.54）
- オールフォアーズ（ハンズオンローラー）（p.108）
- サイド・フロー（p.116）
- スイミング（オンローラー）（p.166）
- セレイタス（p.171）
- セルフストレッチ 1.10　大胸筋のストレッチ（p.214）
- セルフストレッチ 1.11　菱形筋のストレッチ（p.215）
- セルフストレッチ 1.12　肩関節外旋筋（棘下筋，小円筋）のストレッチ（p.215）
- セルフストレッチ 1.13　肩関節内旋筋（肩甲下筋）のストレッチ（p.216）
- セルフストレッチ 1.14　肩関節回旋筋群のストレッチ（p.216）
- セルフストレッチ 1.18.2（p.219）
- セルフストレッチ 1.18.5（p.221）
- セルフマッサージ 2.5　大円筋，上腕三頭筋のマッサージ（p.226）

　　　　　　　（カッコ内は『ファンクショナルローラーピラティス』の該当ページ）

■肩痛に関係する骨，関節，筋肉

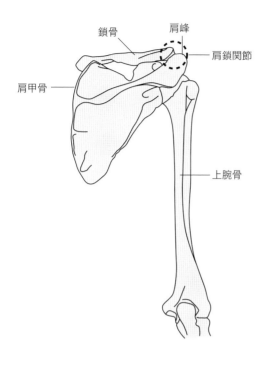

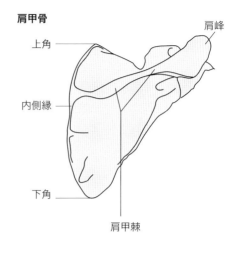

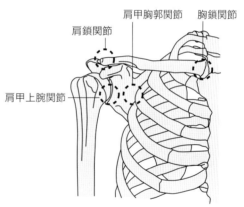

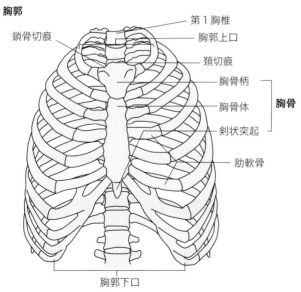

III. 各症状のアセスメントとエクササイズ

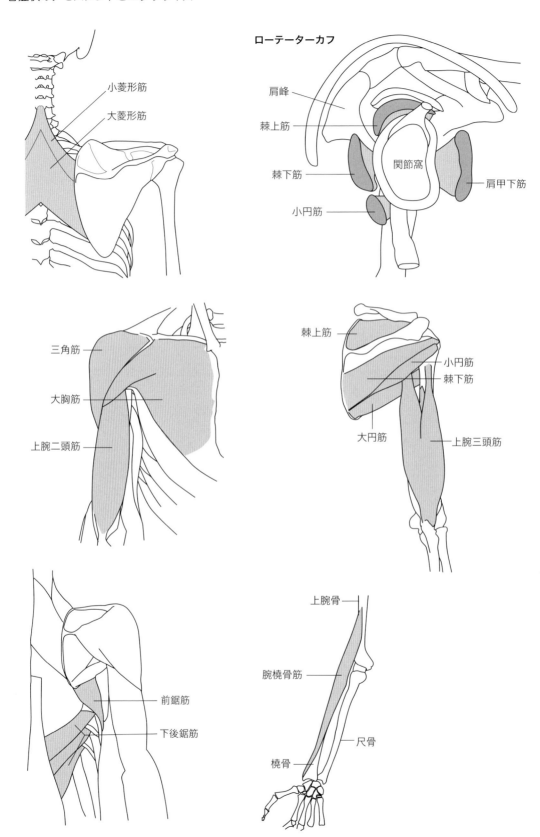

3
膝 痛

3.1 膝の構造と膝の主な障害

　膝関節は股関節と足関節に挟まれており，関節の機能は上下の関節の影響を強く受ける．動きが起こる運動面は，基本的に矢状面（屈曲・伸展）だけである．水平面での回旋の動きもあるが，屈曲位で起こるという条件がつき，さらにスクリューホームムーブメントという骨の形状によって起こる屈伸に付随した（受動的な）動きなので，能動的に起こる動きとしては矢状面のみとして捉える．

　股関節は臼関節であり，足関節は距腿関節だけでなく距骨下関節や距踵関節など複数の関節からなり，両方ともすべての運動軸で動くことができる自由度が非常に高い関節である．これらの関節に機能制限が出ると，膝はその機能を補うために無理をする．それが膝の多くの痛みを引き起こしている．

　また，股関節には前述した前捻角という捻れが存在する．日本では特に横座りや割座の生活習慣があるため，この角度が大きい傾向がある．横座りでは左右差が生まれる．前捻角が大きい場合，相対的に股関節は内旋位（いわゆる内股）となる．しかし，内股は恥ずかしいということで，矯正しようとすることがある．すると，股関節と足部とで捻れが生じ，膝関節にストレスがかかる．これはあまり指摘されていないが，膝関節に捻れを認める場合，大腿骨の前捻角の左右差が疑われる．多くの場合，このようなことが原因であるケースでは，足部に扁平足や外反母趾などの変形を伴うことが多い．

　立位の姿勢によって重心が前方や後方に偏位している場合も，膝に大きな負担が生じる．空気椅子を想像してもらえばわかるように，重心が後方にあると大腿の前側への負担が高くなる．反対に，重心が前方にあると，大腿の裏側への負担が高くなる．筋肉に触れてみるとわかるが，原則として傾いている方向と反対側の筋肉の緊張が高まる．負担がかかっている筋肉は緊張が高く，硬くなっている．ニュートラルな位置というのは，大腿の筋肉が前も後ろも緊張しておらずゆるんでいる状態である（図3-3-1）．

　膝の関節弛緩性の徴候である反張膝もよくみられる．脚長差や骨盤の回旋偏位に伴って起こることも多い．関節に寄りかかるように休めの姿勢を片側だけでとる習慣があると，結果として片側だけ反張膝が強くなることもある．これは左右の膝頭や膝窩の位置を比べることで確認できる．

　膝の変形の代表的なものは，O脚変形とX脚変形だろう．日本人にはO脚変形が多く，欧米人にはX脚変形が多い傾向にある．原因はよくわかっていないが，臨床的な印象とし

III. 各症状のアセスメントとエクササイズ

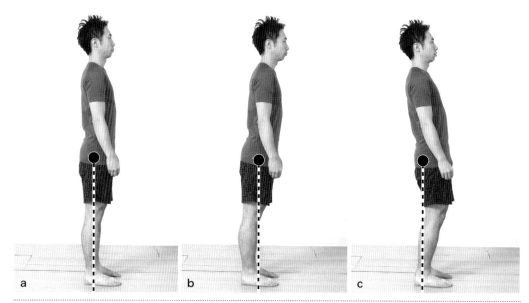

図 3-3-1　ニュートラルな姿勢（a），重心が前方に偏位した姿勢（b），後方に偏位した姿勢（c）

ては，X 脚変形は骨格の要因が強く，O 脚変形は歩き方の影響が強いと思われる．O 脚変形に関しては，歩行中に認められるスラスト（thrust）という急激な側方ストレスが大きな原因だといわれている．スラストは，膝が外にブレる現象として観察できる．膝の側方への動きは靭帯や腱によって止めているが，このストレスが恒常化すると，やがて靭帯がゆるみ，軟骨が損傷し，変形性関節症へ移行していく．

膝痛の原因と考えられるもの

- 股関節の機能制限
  例：上半身が片側にずれているために，股関節のバランス反応（股関節ストラテジー）が偏っている．

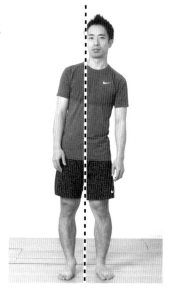

3. 膝　痛

- 足関節の機能制限
  例：足関節の底屈制限があり，蹴ることができないためすり足になる。

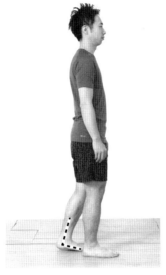

- 歩行中のスラスト
  例：足を着いた時に膝が外側に急激にズレる（外側スラスト）。

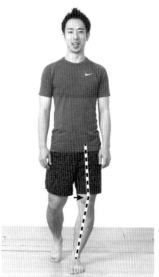

- 重心の前後偏位
  例：重心が後ろに偏位しているため大腿前面が張る。

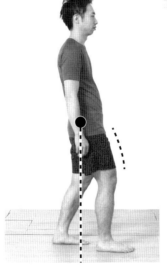

- 前捻角と足位のズレ
  例：前捻角が強いのに足が外を向いている。

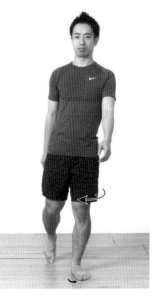

III. 各症状のアセスメントとエクササイズ

3.2 膝痛のアセスメント

3.2.1 下肢のアライメントを確認する

- **確認方法**：
  - 静的：左右の腓骨の位置を比べて，内・外旋していないか確認する。
  - 動的：片足を前に踏み出した時に，膝が内側に入ったり（knee-in），外側に開いたり（knee-out）しないか確認する。
- **観察する部位**：膝蓋骨と脛骨・腓骨
- **正常な状態**：膝蓋骨と脛骨粗面が概ね一直線
- **主な異常**：膝蓋骨と脛骨粗面の位置がずれている。
- **示唆されること**：
  - 前捻角と足位の不一致。
  - 習慣的に行っているスポーツにおける偏った姿勢。
  - 割座などの習慣的な座り方。

3.2.2 膝関節の可動域を確認する

- **確認方法**：
  - 屈曲可動域：背臥位で膝を抱えさせ，測定する。
  - 伸展可動域：反張膝の項を参照
- **観察する部位**：膝関節
- **正常な状態**：膝関節屈曲 130°，伸展 0 〜 5°*
- **主な異常**：
  ①可動域制限
  ②関節弛緩性（ラキシティ）
- **示唆されること**：
  ①の場合：
  - 膝を曲げ続けるような運動習慣（伸展制限）。
  - 日常の偏った姿勢，動きの影響。
  - 特に膝を多く使うスポーツ（バレーボール，舞踊など）の習慣。

  ②の場合：
  - 日常の偏った姿勢，動きの影響。
  - 特に膝を多く使うスポーツの習慣。

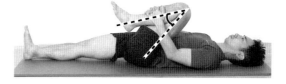

---

* 日本整形外科学会・日本リハビリテーション医学会による参考関節可動域角度。

3.2.3 反張膝の有無を確認する

反張膝については，II-2-3 を参照。

- **確認方法**：静止立位で側面から膝関節を観察する。
- **観察する部位**：膝関節
- **正常な状態**：膝関節伸展 0〜5°
- **主な異常**：膝が過剰に伸展している。
- **示唆されること**：
  - ・遺伝的に関節がゆるい。
  - ・日常的に休めの姿勢などをとり，伸展方向に過剰なストレスをかけている。
  - ・膝を過剰に伸展するような運動習慣がある。

3.2.4 大腿の筋緊張を確認する

- **確認方法**：
  - ・静止立位で大腿の前面・後面の筋肉に触れ，緊張を確認する。
- **観察する部位**：大腿
- **正常な状態**：静止立位では，大腿前面・後面ともに筋緊張は低く，姿勢筋緊張という必要最低限の緊張状態。
- **主な異常**：
  - ・過緊張。
  - ・大腿前面の緊張亢進：重心の後方偏位が示唆される。
  - ・大腿後面の緊張亢進：重心の前方偏位が示唆される。
  - ・大腿外側の緊張亢進：重心が左右どちらかに傾いていることが示唆される。
- **示唆されること**：
  - ・偏った姿勢（スウェイバックなど）をとる生活習慣。
  - ・スポーツなどの偏った運動習慣の固定化。
  - ・前捻角と足位の不一致による骨盤の回旋偏位。

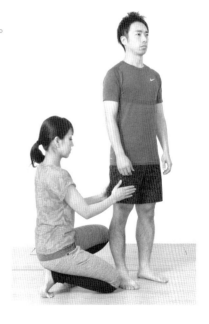

3.2.5 歩行動作を観察する

- **観察する部位**：全身，特に下肢を含む下半身
- **正常な状態**：重心の位置が偏らず，膝の曲げ伸ばしがスムーズに行われている。
- **主な異常**：
  ・膝の外側スラスト。
  ・膝が過剰に伸展する（反張膝）。
  ・膝が常に屈曲している（伸展制限）。
  ・頭部が一方向に傾いている。
- **示唆されること**：
  ・頭部が偏位するような運動や生活習慣。
  ・外傷後の膝関節の可動域制限。
  ・決まった方向での休めの姿勢や仕事の習慣的な姿勢。

3.2.6 話を聞く

特に膝周辺部や不良姿勢に関係する事柄について，具体的に聴取する。

- **既往歴**：膝関節脱臼，靱帯損傷の有無など。
- **現病歴**：いつから何がきっかけで今の症状が出ているのか。
- **スポーツ歴**：カッティング動作の多いスポーツ（サッカーなど），膝を捻る動作の多いスポーツ（バレーボールなど）を行ってきたか。
- **日常的姿勢，習慣的姿勢**。
- **趣味**：長い時間同じ姿勢をとるような趣味があるか。
- **仕事**：重いものを持つか，階段などの昇降動作があるか。
- **膝に関係する部位の機能**：隣接する関節（股関節，足関節）の可動域や変形の有無。

3.2.7 痛みについて把握する

- **痛みの大きさ**：VAS（図 3-1-3 参照）を使って測定する。
- **痛みの質**：鈍痛か鋭痛か，痺れがあるか。
  ・鈍痛：血流障害，損傷の慢性化が示唆される。
  ・鋭痛：断裂，損傷が示唆される。
  ・痺れ：神経障害が示唆される。
- **痛みのある部位**：
  ・膝関節の内部の痛み：半月板損傷，十字靱帯損傷などを疑う。
  ・膝関節の外方の痛み：側副靱帯損傷，鵞足炎などを疑う。
  ・膝関節後方の痛み：十字靱帯損傷，半月板損傷などを疑う。
  ・膝関節の前方の痛み：膝蓋腱炎などを疑う。
- **動きとの関連性**：膝をどのように動かすと痛みが増すか，逆に楽になるか。

3.3 改善方法

3.3.1 姿勢を正中化[**]する

膝の動きを適切なものにするには股関節の動きが重要であり，股関節の適切な動きを引き出すためには姿勢の正中化が必要である。股関節は体の中でとても大きなバランサーなので，上半身が常に傾いているとそれに適応し，常に偏った対応をするように固定化してしまう。鏡に写る自分の姿を目で見ながら，自分のボディイメージと実際の正中を照合し修正する必要がある。

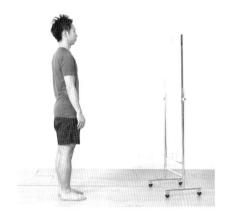

3.3.2 スラストを止める

膝の基本的な動きは，屈曲・伸展である。そのため，外側や内側などの側方からのストレスにはとても弱い。ヒトは歩く時に，片足を前に動かし（股関節屈曲），もう一方の足を後ろに位置させるため（股関節伸展），骨盤帯に捻れが生じる。また左右の足に体重を移動させるために左右への若干の動揺が起こる。これらの骨盤帯の捻れや動揺を，体幹を「捻る」ことで打ち消し，バランスをとっている。体幹の捻り運動は，腕の振りとして現れる。しかし，この捻り運動が何らかの理由で行われなくなると，力が打ち消されないため，体幹の左右の動揺として現

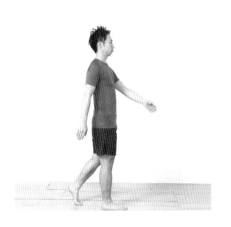

れる。これが，膝の側方動揺性（スラスト）の主な原因である。つまり，スラストは膝に現れている現象ではあるが，歩行時に体幹を捻る運動を行わせることが，膝へのアプローチよりも先に必要となる。

3.3.3 足位を前捻角に合わせる

前捻角を修正することはできないため，自分に合った足位を知ることが重要である。前捻角が強い場合には，足位を内向きに（toe-in），前捻角が小さい場合には足位を外向きに（toe-out）して歩くようにする。正常では，足位は約7°外を向くといわれているので，前捻角の正常値からの逸脱具合によって，向きを調整するとよいだろう。

[**] 正中化：頭頂から恥骨までを一直線にし，正中線を両足の間に位置させること。

III. 各症状のアセスメントとエクササイズ

3.4 FRPエクササイズ

3.4.1 足部を安定させスラストを制御する：スロープ

　最近は平坦な地形が多くなったためか，足部の働きが低下している。上り坂，下り坂を想定した動きで，足部の安定性を引き出そう。このエクササイズは，やや不安定な支持基底面上で行うため，自然とバランスをとろうとし，全身のアライメントが整ってくる。これは，スラストの原因を修正することにもなる。繰り返し行うことで，前脛骨筋の働きが促され，下腿三頭筋がストレッチされることで足関節背屈可動域が拡大する。

スロープ１：上り坂
動　作：
❶ローラーを横向きに置き，片足のつま先を上げた状態でローラーに固定する。

❷もう一方の足を持ち上げ，片足立ちになる。

体が左右にブレないように安定させながら，❶，❷を繰り返す。

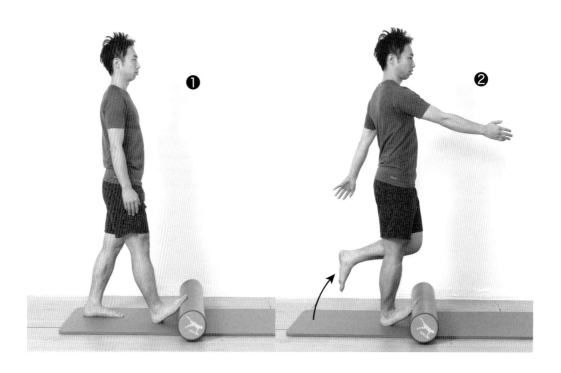

3. 膝痛

スロープ2：下り坂

動　作：

❶ローラーを横向きに置き，それを片足でまたぎ，つま先を下げて床につけた状態でローラーに固定する。

❷〜❺もう一方の足でローラーを前後にまたぎ，ステップする。

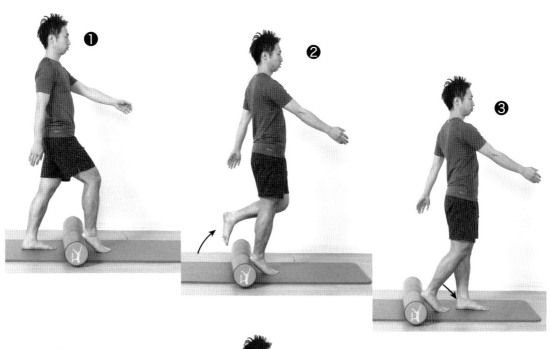

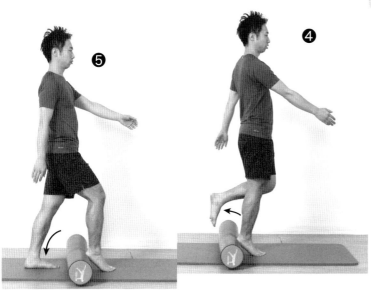

III. 各症状のアセスメントとエクササイズ

3.4.2 股関節の引き込みと膝の支持力を高める：スクーター

　大殿筋や広筋群は，股関節が求心位にあり重心の位置が膝内側を的確に通った時に働くようにできている。そのため，アライメントが崩れていると使われず，時間の経過とともに徐々に筋力低下が起こる。原則として，筋力低下が勝手に起こることは，難病の場合以外にはない。筋力低下は，何かしらのシステムの破綻が筋肉の働きを阻害することで起こる。膝の筋力低下はその典型である。

　このエクササイズでは，適切なアライメントと本来の筋肉の働きを促す。腕を振りながら行うことで，体幹の回旋も促す。

動　作：
❶ローラーの前に立ち，片足を後ろに引き，踵をローラーに乗せる。

＊この時，骨盤が傾かないように注意する。後ろ脚が外転，外旋しやすいので，やや内転，内旋させるように意識すると骨盤を安定させやすい。

❷ローラーを後ろに転がしながら膝を伸ばし，前脚の膝を曲げる。

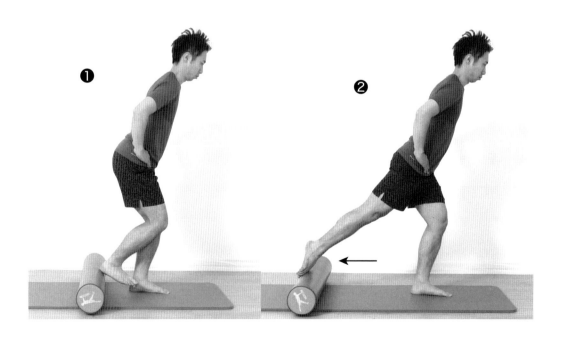

❸後ろの足でローラーを転がしながら,前脚の膝を曲げられるところまで深く曲げる.

＊膝への負担が過剰にならないように,前脚の膝がつま先を越えないように注意する.

❹ローラーを前に転がしながら体を起こし,前脚を伸ばす.

腕を振りながら繰り返す.

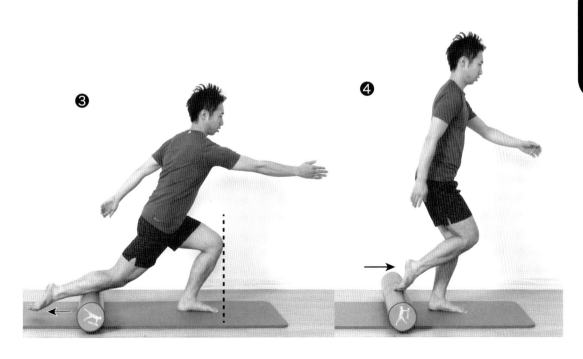

III. 各症状のアセスメントとエクササイズ

3.4.3 内側広筋の活性化：ウィンドラス・スクワット

特に膝の安定性にかかわる筋として，内側広筋がある。重心が正しい位置にあり，股関節が求心位にある時に的確に使われる筋なので，反張膝や重心偏位などのためにアライメントが正しくないと使われず，萎縮してしまう。このエクササイズでは，特に内側広筋の活性化を目的に，下肢の正しい使い方を学習する。

動　作：

❶ローラーの両端を持って立ち，つま先を床から浮かす（ウィンドラスメカニズムを働かせる）。
こうすることにより，重心が踵の前にくる。

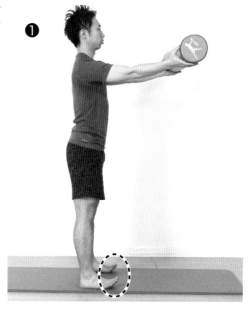

❷殿部を後ろに引き，同時にローラーを前に押し出しながらスクワットする。

＊ローラーを押し出すことで前鋸筋の動きが促され，肩甲骨が開き，胸郭を適切に伸展させることができる。

＊「伸び」を意識することで腸腰筋が働き，骨盤を後傾させることなく股関節を屈曲させることができる。

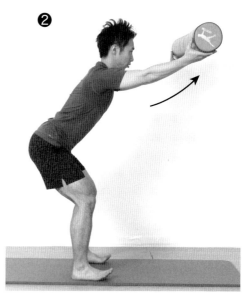

3.4.4　内側広筋の活性化：ウォール・スクワット

壁を使うことで，重心を後方に保持し，効率的に内側広筋の働きを促す。

動　作：
❶壁の前に両足を開いて立ち，ローラーを壁と腰の間に挟む。

＊可能であれば，つま先を床から浮かしたほうがより効果的である（写真では行っていない）。

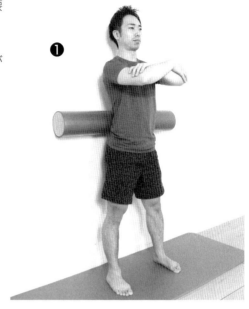

❷殿部を引きながらスクワットする。

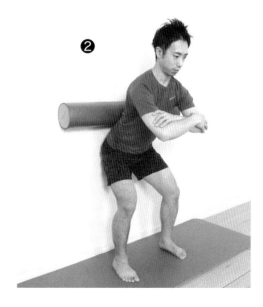

III. 各症状のアセスメントとエクササイズ

3.4.5 大腿四頭筋の遠心性収縮と腹筋群の安定性を高める：バック・サポート

　推進力のある歩行には，十分な立脚後期（股関節の伸展相）が必要になる．立脚後期には，足部は底屈位，股関節は伸展位，膝関節はやや屈曲位となる．ここでは，股関節伸筋群の求心性収縮というよりは，体を支えるために腸腰筋などの屈筋群による遠心性収縮が中心となる．膝では，同じように遠心性収縮をしている筋肉は大腿四頭筋である．後ろ歩きをしてみるとわかりやすいが，膝は伸ばしきると荷重をかけづらくなる．膝はやや曲がった状態にあることで，推進力を生じつつも体を支える働きをしている．

　このエクササイズでは，骨盤を安定させる内腹斜筋や腹横筋を使いつつ，大腿四頭筋の遠心性収縮を促す．

動　作：
❶両手でローラーの両端を持って立ち，片足を後ろに引く．

❷後ろに下げた足をつま先立ちにし，膝を曲げる．

❸上体を後方に倒しながら，ローラーを上に持ち上げる．
　この時，後ろ足の踵が下がらないように注意する．

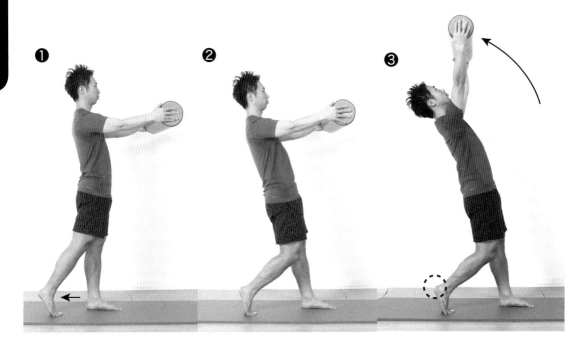

3. 膝 痛

3.4.6 股関節ストラテジーの再学習：タンデム・ウォール

　壁とローラーを用いて，姿勢へのフィードバックを高める。正常な片足立ちでは，立脚側（立っている側）の股関節はやや内転位となる。上半身が傾くと，相対的に股関節が外転位となることがある。デュシェンヌ徴候といわれる現象である。そのような現象をこのエクササイズで修正する。

動　作：

❶ローラーを縦にして壁と背中の間に位置させる。
　左右の足をタンデム（一直線上）の位置にする。
　両手を肩の高さまで上げる。

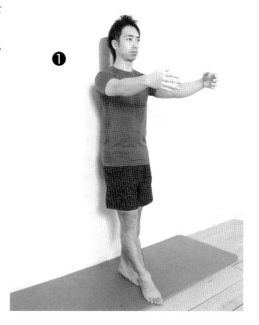

❷前足を上げてバランスをとる。

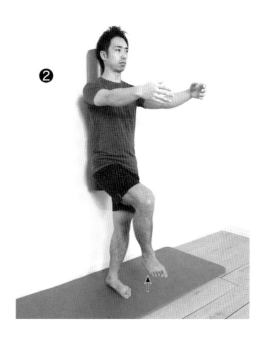

103

III. 各症状のアセスメントとエクササイズ

3.4.7　歩行中の股関節の衝撃吸収機能を高める：ショック・アブソーバ

　下肢の筋肉はほとんどが重力の吸収に働くため，遠心性収縮を基本的機能とする。股関節や膝関節，足関節にとっても，遠心性収縮が重要である。このエクササイズは，歩行時の体の回旋運動を促すことで，下肢の衝撃吸収機能を高める。また，軸足の内転作用を高め，スラストの軽減を目指す。特に股関節の衝撃吸収機能に焦点を当てたエクササイズである。

動　作：
❶足を前後に大きく開いて立ち，腰の後ろでローラーを持つ。

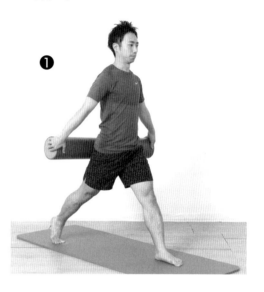

❷後ろに引いた足の側の手を前足に近づけるように上体を捻りながら，前脚の膝を曲げる。

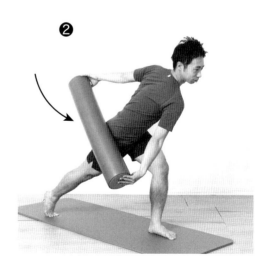

❸前脚の膝を伸ばし,後ろの足を床から浮かす。❶〜❸をリズミカルに繰り返す。

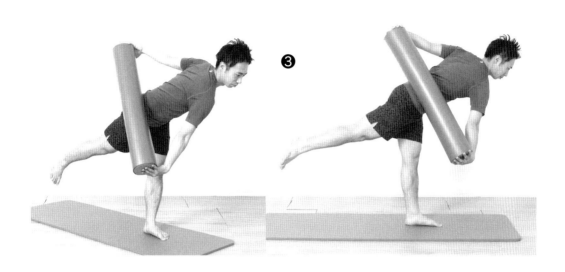

❹可能であれば,後ろ足を浮かせたままスクワットする。

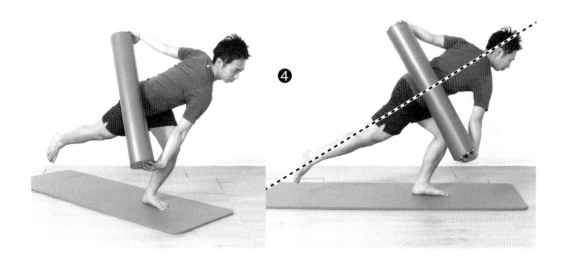

ポイント:
- 前脚の膝とつま先が常に同じ方向を向いているように注意する。
- エクササイズの間中,側屈が起こらないように,頭頂から後ろ足までを一直線にするよう意識する。

III. 各症状のアセスメントとエクササイズ

3.4.8 体の中心をつくり膝への負担を減らす：ワンレッグ・エロンゲーション

左右への姿勢の崩れは，軸が1つである膝へ大きな負担となる。「伸び」を使って体の中心をつくり，かつ支持側の安定性を高める。バランス機能を向上させる効果もある。

動　作：
❶ローラーを前に置いて立ち，その上に手を置く。
　骨盤を後ろに引き，ローラーの上の手と引っ張り合うようにして，体を伸ばす。

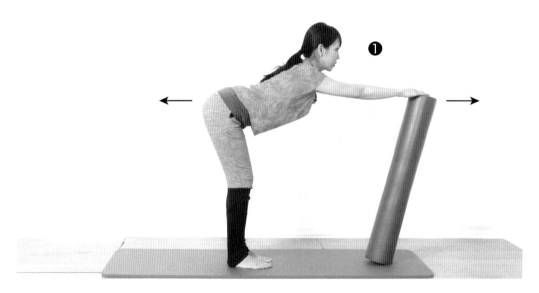

❷片脚を後ろに上げ，遠くに伸ばす。

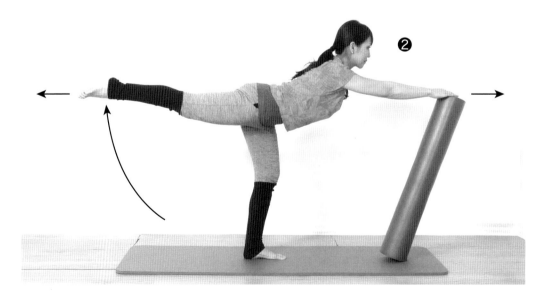

3. 膝 痛

❸後ろに上げていた脚の膝を曲げて前に振り上げ，同時にローラーを押しながら上体を起こす。

❷，❸をリズミカルに繰り返す。

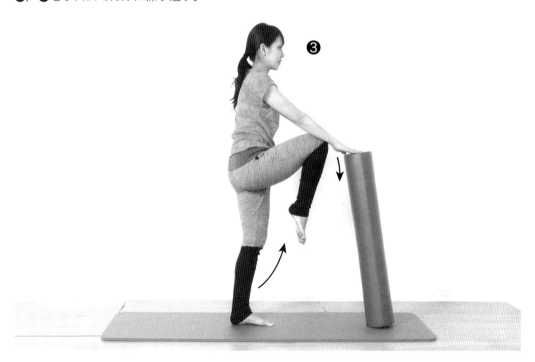

ポイント：
- 軸脚の膝は反張膝にならないように注意を要する。軽く曲げておくことが望ましい。
- 体幹が側屈しやすいので，両側の腸腰筋を活性化させ，体幹を安定させる。

III. 各症状のアセスメントとエクササイズ

■その他の推奨されるエクササイズ

　以下のエクササイズも，膝痛に対して効果がある。詳細については，別書『ファンクショナルローラーピラティス』を参照していただきたい。

- ニュートラルランジ（p.62）
- ゴルフスイング（ホリゾンタル）（p.66）
- ヒールレイズ（p.70）
- スタンディング・フットワーク（p.72）
- ベントニー・オープニング（p.78）
- ワンレッグ・サークル（p.122）
- レッグサークル（p.128）
- ブリッジバランス（p.134）
- レッグ・エロンゲーション（p.150）
- フラッターキック（p.153）
- ワンレッグ・サイストレッチ（p.164）
- アンクルプッシュ（p.168）
- フットバランス（p.172）
- セルフストレッチ 1.2　大腿四頭筋のストレッチ（p.208）
- セルフストレッチ 1.5　中殿筋，大腿筋膜張筋，腰方形筋のストレッチ（p.210）
- セルフストレッチ 1.7　下腿三頭筋（坐骨神経）のフロッシング（p.212）
- セルフストレッチ 1.17　足首のストレッチ（p.218）

　　　　　　　（カッコ内は『ファンクショナルローラーピラティス』の該当ページ）

■膝痛に関係する骨，関節，靱帯，筋肉

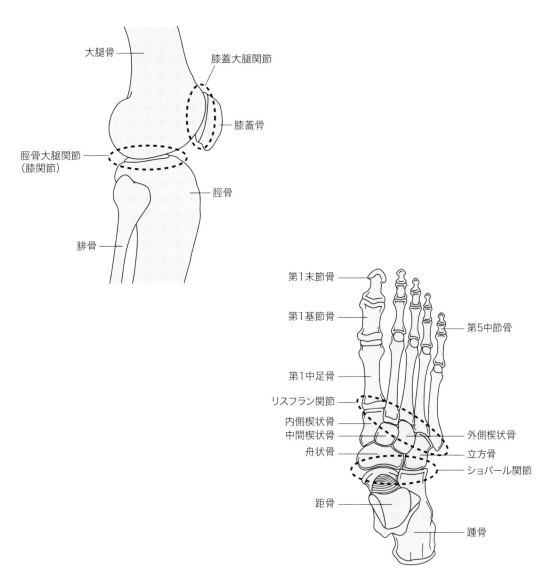

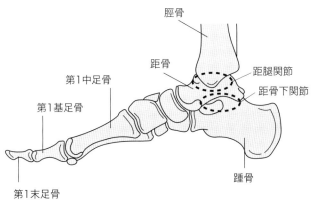

III. 各症状のアセスメントとエクササイズ

膝痛

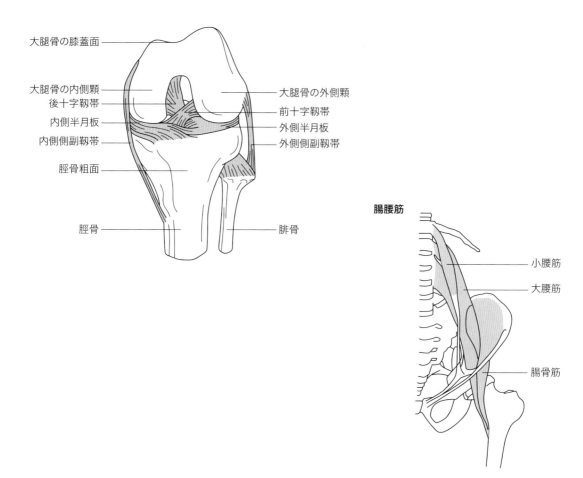
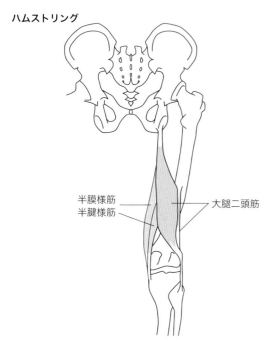
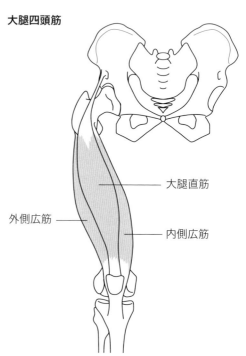

3. 膝痛

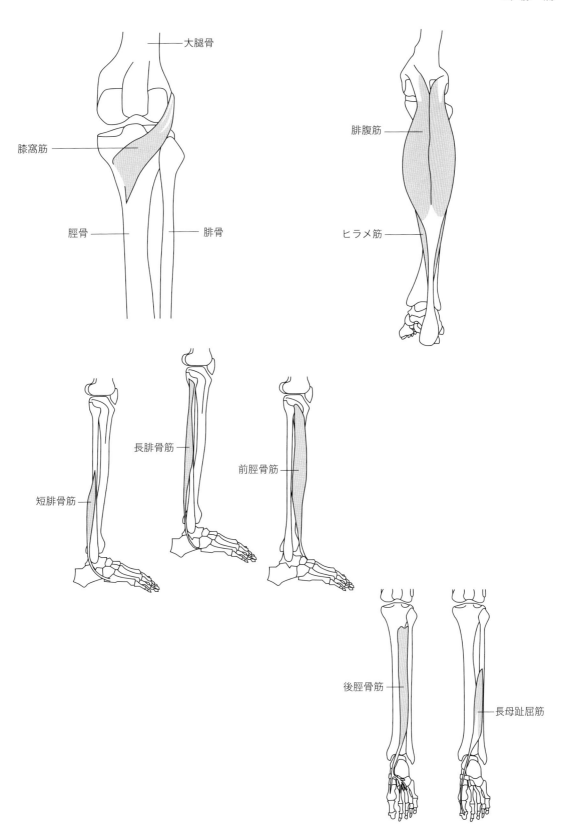

III. 各症状のアセスメントとエクササイズ

4
腰　痛

4.1　腰痛とその原因と考えられるもの

　腰痛には，大きく分けて2つのタイプがある。腰を反ると痛いタイプと，曲げると痛いタイプである。一般的には，症状が出る動きと逆のエクササイズが提供されている。つまり，反ると痛いタイプの人は屈曲のエクササイズを行い，曲げると痛いタイプの人は伸展のエクササイズを行っている。しかし，もう少し根本的な視点で捉えると，それらは本来ニュートラルな位置にあるべき腰椎が前または後ろに偏位し，重力に負けることで機能破綻を起こしたといえる。つまり，重力に負けて前に潰れたのが反ると痛いタイプ（squash type：前傾型）で，後ろに潰れたのが曲げると痛いタイプ（collapse type：後傾型）なのである。潰れる方向は違っても，ニュートラルポジションからの逸脱という意味では原因は同じといえる（図3-4-1）。

　ストレスが続くと，機能障害と構築的破綻をきたす。

- 前傾型（腰椎の過伸展）：腰椎変性すべり症，腰椎分離症，腰椎分離すべり症
- 後傾型（腰椎の過屈曲）：腰椎椎間板ヘルニア，腰椎圧迫骨折，腰椎捻挫

　では，なぜ腰椎がニュートラルポジションから偏位するのだろうか。ニュートラルポジションは重力に対して最も強い位置であるが，ニュートラルポジションだから強いというよりも，

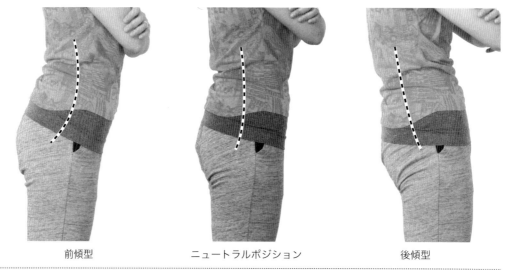

前傾型　　　　　　　　ニュートラルポジション　　　　　　　後傾型

図 3-4-1　腰椎のニュートラルポジションと，前傾型腰痛，後傾型腰痛の腰椎

重力に抗したからニュートラルポジションになったというのが，進化の順番としては正しいと思う。つまり，ニュートラルポジションは抗重力伸展活動（エロンゲーション）によってつくられるといえる。ニュートラルポジションからの逸脱は，抗重力伸展活動の低下を表わしている。つまり，多くの腰痛の原因は，エロンゲーションの不足であるといえる。

エロンゲーションは，腰椎をニュートラルに位置させるだけでなく，腹筋群の緊張を高めることで，四肢にかかってくる外力に対して体幹を安定させる基盤であるコアをつくる。逆に，エロンゲーションが不足すると腹筋群がゆるみ，体幹の安定性低下による腰部の脆弱性が生じる。腰部に関しては，1にも2にもエロンゲーション，つまり「伸びること」が重要なのである。

上半身の左右方向への偏位は，下に位置する腰椎に大きく影響を与える。下にある腰椎は上半身を支えて

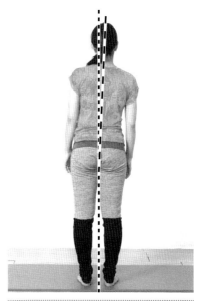

図 3-4-2　上半身の傾きによる腰椎へのストレス
上半身が左右どちらかに傾いている場合，下に位置する腰椎にストレスがかかることになる。

いるので，ストレスの集積は腰椎に現れる。左右差をつくる原因としては，利き手などによる日常的な左右への不均衡なストレスが考えられる。特にスポーツ動作は，左右差を助長する原因となりうる。骨盤の前後傾のみならず，上半身の左右偏位にも注意を向けることが重要である（図 3-4-2）。

骨盤の痛みを腰痛として訴える場合もある。代表的なものとして，仙腸関節の痛みがある。特に産後の女性には仙腸関節の痛みが多くみられ，出産のストレスによる仙腸関節の過剰な可動性や骨盤底筋の筋力低下が原因である場合がある。出産によるストレスによるもの以外にも，脚長差や上半身の重心の片側偏位による片側への過剰なストレスが原因である場合もある。このような場合，産後の外傷と違い，仙腸関節そのものというよりは姿勢の正中化，片側へのストレスの軽減を目的としたバランス学習が重要となる。

腰痛の原因となる椎間板ヘルニアの好発部位は，第 4–5 腰椎の間である。なぜ，第 1〜2 腰椎といった上部腰椎ではなく，下部に負担がかかるのだろうか。

哺乳類のロコモーション（移動）は，下肢の蹴りと腰椎の屈伸運動によって行われる。そのため，腰椎は屈伸運動が容易にできている。人は四足歩行（四肢による脊柱の屈伸）から二足歩行（下肢による脊柱の屈伸）へ移行したため，「腰」を動かしているつもりで主に「骨盤」を動かしている。そのため，骨盤との連結部に近い下部腰椎に負担がかかるようになっている。実際に触れてみるとわかるが，骨盤はとても大きく，腰椎はイメージするよりも上に位置している。多くの人は5つある腰椎に均等に負担を分散することなく，下部腰椎にだけ負担をかけて動かす方法をとってしまうのである。

III. 各症状のアセスメントとエクササイズ

ワーク：脊柱と骨盤の動きを体験してみよう

❶ 坐骨と腸骨稜（ウエスト）を触ってみよう。

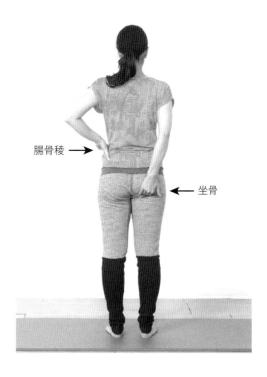

❷ 坐骨と腸骨稜に触れたまま，股関節から屈曲（スクワット），伸展してみよう。
骨盤の大きさと動きを感じられただろうか。

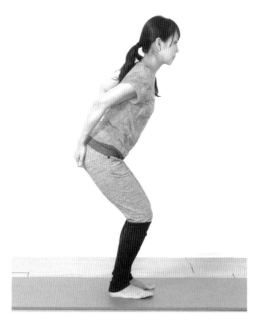

❸ニュートラルポジションから，骨盤を動かさずに脊柱（腰椎）の伸展，屈曲をしてみよう．

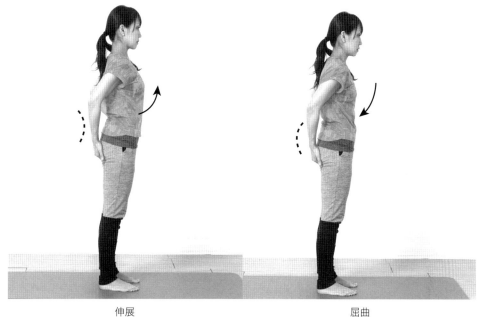

伸展　　　　　　　　　　　　　　屈曲

❹脊柱を動かさずに骨盤の前傾，後傾をしてみよう．

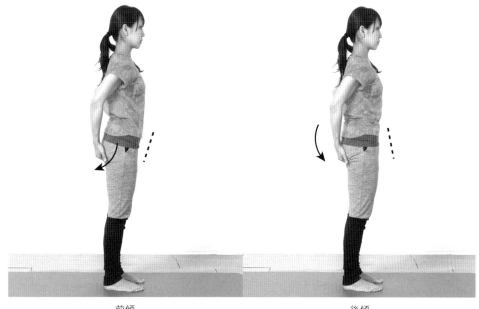

前傾　　　　　　　　　　　　　　後傾

骨盤と脊柱を別々に動かすことの難しさを感じられたかと思う．

III. 各症状のアセスメントとエクササイズ

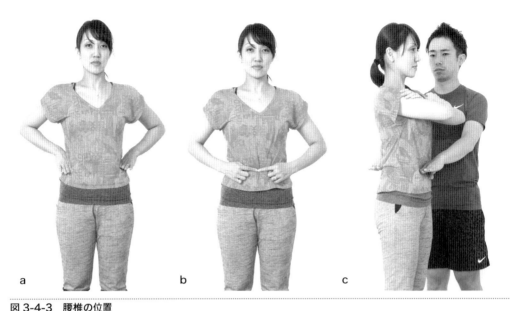

図 3-4-3　腰椎の位置
ウエストの高さは概ね第 4 腰椎に当たる（a）。その高さで手を前に回すと，へそよりも上にくる（b）。腰はそれよりも上にある（c）。

　普段，私たちは自分の体を前側からしか見ることができない。前にある腹部は大きく柔らかいため，ここに骨盤があるとは思っていない。そこで，腰が実際よりも下に位置していると錯覚していることが多い。
　実際に自分の腰に触れてみよう。ウエストの高さが概ね第 4 腰椎に当たる（図 3-4-3a）。ウエストに触れたら，そのまま同じ高さで腹部に手を回してみよう。手がへそよりも上にきているだろう（図 3-4-3b）。そこは腰椎のほぼ下端なので，腰はそれよりも上にあることになる（図 3-4-3c）。そのことに違和感を感じないだろうか。それくらい自分の身体イメージが実際とずれているのである。
　余談だが，この身体イメージのズレは，胸椎についても見受けられる。多くの人が首だと思っている部分，いわゆるデコルテには，頚椎以外に胸椎も含まれている。第 7 頚椎の高さをそのまま前側に持ってくると鎖骨よりも比較的上になる（図 3-4-4）。この部分より下も首と認識されているが，実際は第 1，2 胸椎に当たる。鎖骨より上の部分が胸だと

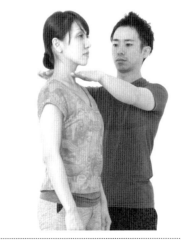

図 3-4-4　第 7 頚椎の位置

表 3-4-1　肩甲骨と胸椎の動き

部位	肩甲骨	胸椎
動き	両側の前方突出	屈曲
	両側の後退	伸展
	片側上方回旋＋片側下方回旋	側屈
	片側前方突出＋片側後退	回旋

いっても，実感がない人がほとんどだろう。自分の脊柱の位置を正確に感じることは意外と難しいのである。

　腰部に負担をかけないためには，動く時にできるだけ胸部を使うことが必要である。胸部は肩甲骨とセットで動くため，肩甲骨の動きが重要となる（表3-4-1）。

腰痛の原因と考えられるもの

- 抗重力伸展活動の低下（骨盤・下部腰椎の不安定性）
  例：ソファーや椅子に仙骨座り*する（不良座位姿勢）。

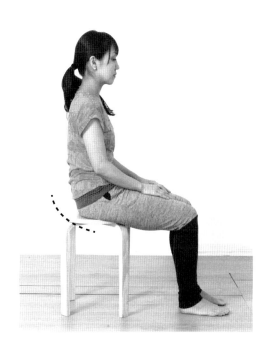

---

*仙骨座り：坐骨ではなく，仙骨が座面と接する座り方。

III. 各症状のアセスメントとエクササイズ

- 上半身の左右差による不均衡
  例：常に右手でビジネスバッグを持つ。

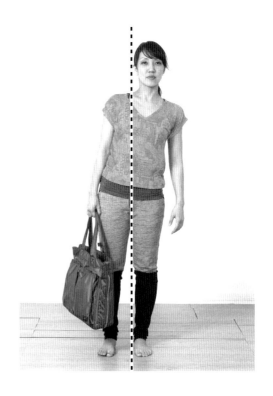

- 胸部の柔軟性の低下からくる腰部への過剰ストレスおよび腰部の不安定性
  例：胸部が固く動かないので，体を反ろうとすると腰が過剰に反ってしまう。

- 股関節の柔軟性の低下からくる腰部への過剰ストレスおよび腰部の不安定性
  例：股関節の伸展制限があるため，歩く時に腰が振られてしまう。

4.2　腰痛のアセスメント

4.2.1　腰部のアライメントを確認する
- **観察する部位**：股関節，脊柱の椎間関節
- **正常な状態**：骨盤，股関節，脊柱の椎間関節のニュートラルポジション（中間位）
- **主な異常**：ニュートラルポジションから逸脱した位置
    ①骨盤前傾位（股関節伸展位，腰椎伸展位）
    ②骨盤後傾位（股関節屈曲位，腰椎屈曲位）
    ③上半身の左右偏位
- **示唆されること**：
    ①腹部を突き出すような不良姿勢や運動習慣
    ②不良姿勢（スウェイバックなど）の習慣化
    ③荷物を片側ばかりで持つような習慣

4.2.2　生理的弯曲の有無を確認する
- **観察する部位**：側面からみた脊椎の並び（脊柱の椎間関節）
- **正常な状態**：生理的弯曲がある。
- **主な異常**：フラットバック，過剰な弯曲，弯曲の頂点の偏位
- **示唆されること**：
    ・遺伝的素因
    ・偏った姿勢や運動の習慣
    ・過去の外傷の後遺症

4.2.3　歩行動作を観察する
- **観察する部位**：全身の中でも主に腰部
- **正常な状態**：腰の動きがスムーズに行われている。
- **主な異常**：
    ・頭部が一方向に傾いている。
    ・殿部を過剰に左右に振る。
    ・骨盤が片側だけに引ける。
    ・腰部に圧縮が起こる。
- **示唆されること**：
    ・頭部が偏位するような運動習慣や生活習慣
    ・外傷後の腰部の可動域制限
    ・決まった方向での休めの姿勢や仕事の習慣的な姿勢
    ・股関節の可動域制限

4.2.4　痛みについて把握する

- **痛みの大きさ**：VAS（図 3-1-3 参照）を使って測定する。
- **痛みの質**：鈍痛か鋭痛か，痺れがあるか。
  - ・鈍痛：血流障害，損傷の慢性化が示唆される。
  - ・鋭痛：断裂，損傷が示唆される。
  - ・痺れ：神経障害が示唆される。
  - ・締めつけられるような痛み：神経根障害などが示唆される。
- **痛みのある部位**：
  - ・腰の表層の痛み：筋筋膜性腰痛などを疑う。
  - ・腰の深層の痛み：椎間関節の靱帯損傷などを疑う。
- **動きとの関連性**：腰をどのように動かすと痛みが増すか，逆に楽になるか。
  - ・動きに伴う痛み：脊柱管狭窄症，すべり症などを疑う。

4.2.5　話を聞く

特に腰部や不良姿勢に関係する事柄について，具体的に聴取する。

- **既往歴**：ギックリ腰，椎間板ヘルニアなど。
- **現病歴**：いつから何がきっかけで今の症状が出ているのか。
- **スポーツ歴**：腰部を動かすことの多いスポーツ（バレエ，新体操など），腰の負担が大きいスポーツ（柔道，乗馬など）
- **日常的姿勢，習慣的姿勢**
- **趣味**：長い時間同じ姿勢をとるような趣味があるか。
- **仕事**：重いものを持つか，階段の昇降動作があるか。
- **腰部に関係する機能**：隣接した関節（股関節，胸椎）の可動域や変形の有無

＊腰痛は，内臓を原因とする場合（関連痛）や，後縦靱帯骨化症などの難病を原因とする場合もあり，注意が必要である。痛みが強い場合は，医療機関の受診を勧める。

4.3 改善方法

4.3.1 エロンゲーションを意識する

頭頂や肋骨を持ち上げて，重力に負けずに体を引き上げる意識を持つ。結果的に腹部の緊張が高まり，骨盤帯が安定化する（図3-4-5）。

4.3.2 左右差を減らす

日常生活で，できるだけ左右均等に体を使うよう心がける。
　例：バッグを持つ手や，足の組み方を時々
　　　変えるなど。

4.3.3 胸部の柔軟性を高める

胸部の柔軟性を高めることで，腰部への負担を減らすことができる。そのためには，動く時に腕を大きく使うことで，肩甲骨を動かすことが効果的である（図3-4-6）。

4.3.4 股関節の柔軟性を高める

股関節の柔軟性を高めることで，腰部への負担を減らすことができる。そのためにはストレッチが有効である。また，動く時に，腰ではなく股関節を動かす意識を持つことも有効である。さらに，腸腰筋により，大体骨頭を求心位で安定させることも重要である。

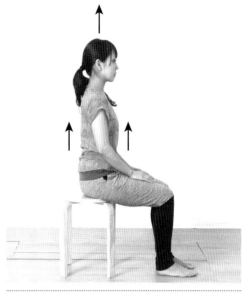

図3-4-5　エロンゲーションを意識したよい座位姿勢

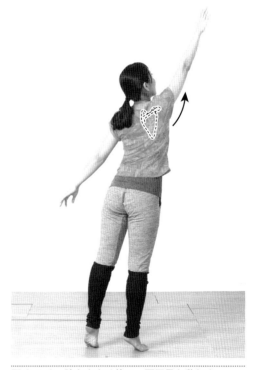

図3-4-6　腕を大きく使い，肩甲骨を動かす

4.4 FRP エクササイズ

4.4.1 エロンゲーションを促す：クロスオーバー

　胸郭を引き上げることで腹部筋群を引き延ばし，結果として腹部の筋肉の緊張を高める。胸椎は肩甲骨の上方回旋，肩関節の外転に伴って側屈を起こす。両方の肩甲骨が上方回旋すると，体が全体的に上に引き上がる。

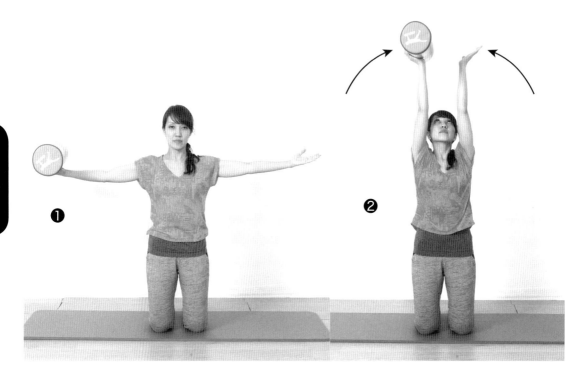

4. 腰　痛

動　作：
❶マットの上に膝立ちになる。
　ローラーを片手で持ち，両手を横から肩の高さまで平行に上げる。
　手のひらは上に向ける。

❷肩甲骨を意識しながら，腕を大きく動かし，両手を上に持ち上げる。

❸両手を上げたまま，ローラーを反対の手に移す。

❹両手をゆっくりと肩の高さまで下ろす。

反対の方向へ繰り返す。

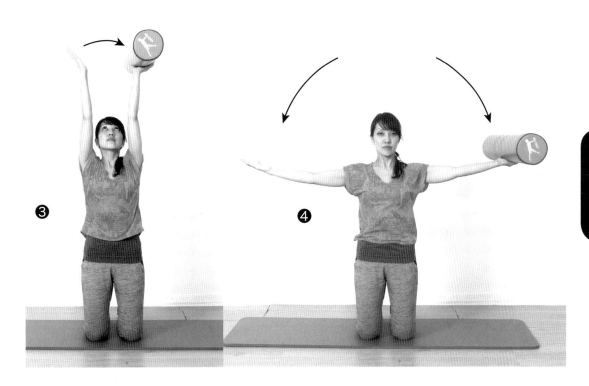

4.4.2 骨盤をニュートラルポジションにしながら腹部を引き上げる： ニーリング・ドット

　腰椎のニュートラルポジションは前弯位であり，骨盤のニュートラルポジションはやや前傾位である．多くの人は骨盤が後傾していて，正しい骨盤の位置を見つけることは比較的難しい．
　膝立ち位で下腿より下を浮かす姿勢は，高い前後バランスを必要とするため，腸腰筋の動きを促して骨盤を起こすには最適な状況である．
　コアの動きを促すためには，腕に抵抗をかけることが有効である．そもそも腹部は，進化の過程で上肢に対する外力に対抗するように適応してきたので，意図的に腹部を締めるとか凹ますなどということは自然ではなく，腕を伸ばして動かすことで自動的に腹部が活性化することが目標となる．

＊膝を床に着いて行うので，膝の軟骨を保護するために厚めのマットを使うか，ブランケットなどを膝の下に敷くとよい．

動　作：

❶左右の膝の間を開けないようにして，膝立ちになり，脛から下を床から浮かす．
　両手でローラーの両端を持ち，腕を伸ばす．

❷ローラーを天井に向かって持ち上げる．

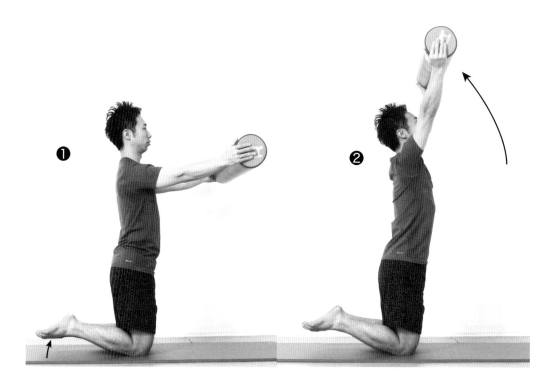

バリエーション1：基本動作の❷まで行ったら，左右に回旋する（ツイスト運動）。

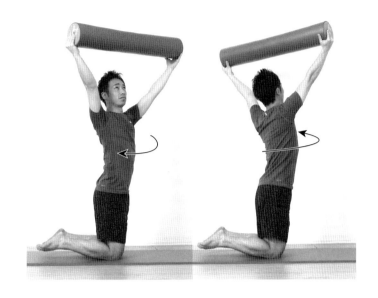

バリエーション2：基本動作の❷まで行ったら，回旋（バリエーション1）に側屈を組み合わせる。

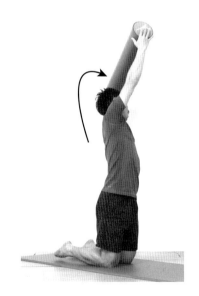

III. 各症状のアセスメントとエクササイズ

4.4.3 背筋群を鍛える：アップ・アンド・ダウン

　眠くなった時に前に倒れることからもわかるように，抗重力筋の主役は脊柱の伸筋群である。特に胸郭の重さに負けないためには，胸棘筋や下後鋸筋が重要になる。これらの胸椎の伸展筋群は，肩関節の屈曲と連動して働くので，エクササイズでは肩関節の屈曲要素を用いた連動動作で促す。

　このエクササイズでは，肩甲骨が前方突出位にあるため，腕だけでなく胸椎の伸展を効率的に促すことができる。また，上体が前傾した状態で行うので，深層筋の多裂筋も持続的に働かせることができる。

動　作：

❶左右の足を肩幅よりも広く開き，両手でローラーを持って立つ。
　そのままスクワットし，ローラーを両足の間を通すように下げる。

＊腰が丸くならないように，腰椎をニュートラルな位置（前弯位）に保つ。

❷スクワットの姿勢を保ったまま，上半身を起こし，ローラーを上に上げる。

同じ動作を繰り返す。

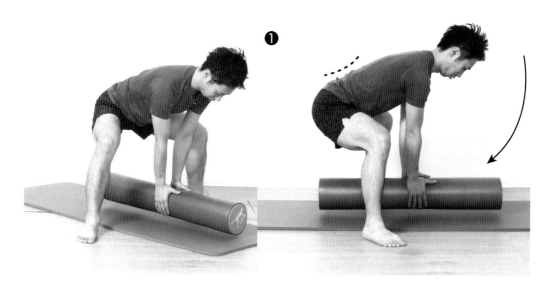

4. 腰 痛

ポイント：
- 腕を伸ばしたまま，ローラーの上下運動を行う。特に上に上げる時に肘が曲がらないように注意する。
- 膝とつま先の方向を一致させ，捻れないように注意する。
- 視線はローラーとともに自然に動かす。

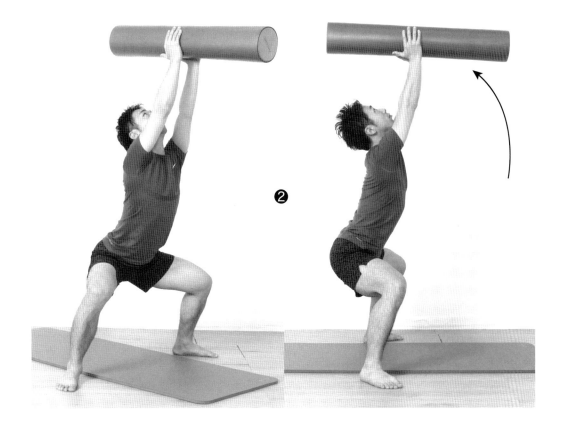

❷

4.4.4 腹筋の遠心性収縮を促す：エクセントリック・コントロール

　腹筋群は基本的に遠心性収縮を行うものであり，日常生活の中で求心性収縮を行う動作は寝返りや起き上がりくらいである。腹筋群の抗重力位での役割は，伸筋群による反りすぎや後方へ倒れる力を遠心性収縮によって抑える働きである。

　このエクササイズでは，上肢に抵抗を加えることで，腹筋群の遠心性制御を促す。片膝立ちでローラーを持ち，側屈・回旋をしながら，鼡径部と腹部に遠心性の刺激を与える。

動　作：

❶マットの上に片膝立ちになり，両手でローラーの両端を持ち，腕を伸ばしたまま上に上げる。

❷上半身を前足の方向に捻る。

❸さらに後ろを振り向くようにして側屈する。

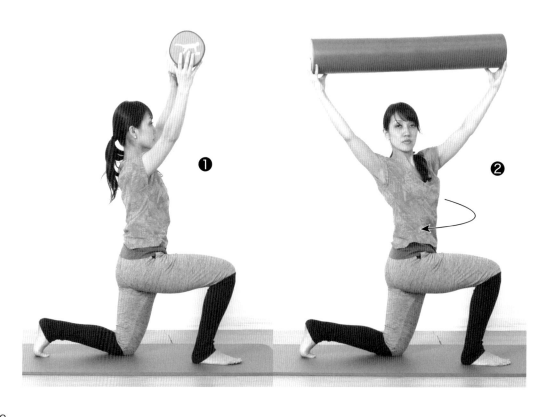

4. 腰 痛

バリエーション：基本動作を立位で行う。

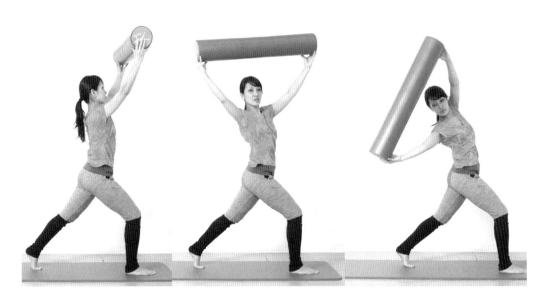

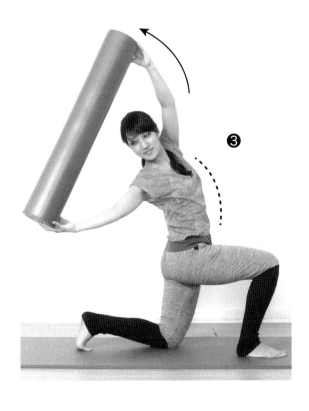

ポイント：
- ❸で側屈する時に，腰椎ではなく胸椎を使って行うように意識する。腰を潰さないように注意し，胸を開くことに重点を置く。
- ❸では，潰れる側ではなく，伸びている側を意識する。潰れる側を中心に動かすと，エロンゲーションがなくなり，体を圧迫するストレスを生み出してしまう。エロンゲーションによる抗重力の働きは常に必要である。
- 肘が曲がらないように注意する。

III. 各症状のアセスメントとエクササイズ

4.4.5 腹筋の遠心性収縮を促す：ダイアゴナル・クリスクロス

　ローラーに斜めに寝た状態で，クリスクロス（ファンクショナルローラーピラティス，2014年，ナップ参照）を行う。重力によって体が倒れていくのを，腹斜筋の遠心性収縮を使って制御する。起き上がる時には求心性収縮を使うので，遠心性と求心性の交互運動になる。

動　作：
❶ローラーの上に右肩と左殿部を乗せ，斜めに背臥位になる。
　左の肘を曲げ，左手を後頭部に当てる。
　左右の足は少し開いて床につけ，膝を曲げる。

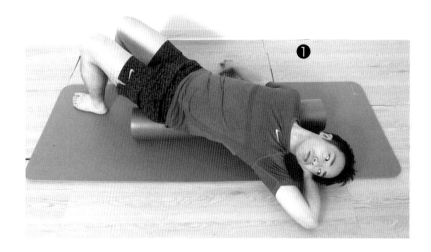

❷視線で動きを誘導しながら（視線が体より先に動く），対角線上に起き上がり，左肘と右膝を近づける。

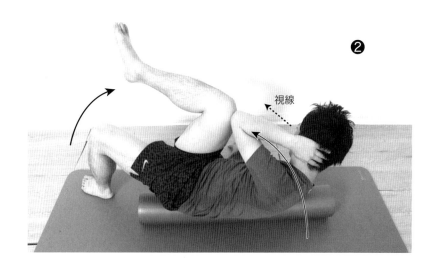

バリエーション：脚を伸ばす。
❶〜❷は基本動作と同じように行い，❸で下ろす脚の膝を伸ばす。足と肘を引き離すようにして，腹部を引き伸ばす。

＊足と肘を床に下ろしてはいけない。床スレスレのところまで近づけて浮かせた状態を保つことで，側腹筋群の遠心性収縮を促す。

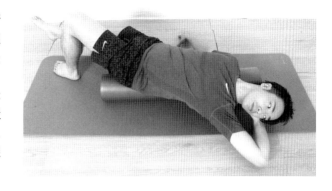

❸腹部を伸ばすようにして，頭と足をゆっくりと床に下ろし，元の姿勢に戻る。

この動きをゆっくりと繰り返す。

反対側でも同様に行う。

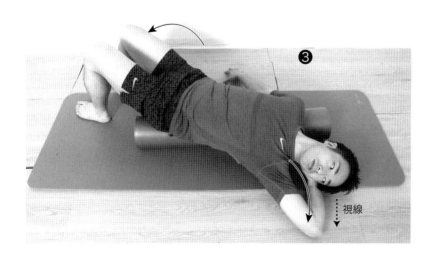

4.4.6 腹筋の遠心性収縮を促す:バリアスネス

　ローラーを持ち,背伸びをして,つま先立ちの状態で回旋,側屈,複合運動を行う。体を引き上げた状態で腹部の緊張を高め,そのうえで上肢に負荷をかけて,さらに腹部に刺激を与える。バランスが不安な場合は,踵を浮かさなくても,やや前に重心を置いて行うことで同様の効果は得られる。

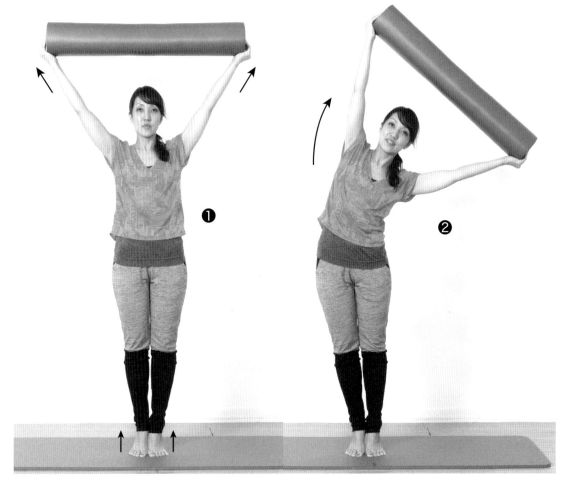

4. 腰　痛

動　作：
❶両手でローラーの端を持ち，両足を揃えて立つ。
　ローラーを頭の上に持ち上げ，つま先立ちになる。

❷つま先立ちで，ローラーを持ち上げたまま，側屈する。

❸正面に戻り，上体を捻る。

❹正面に戻り，つま先立ちのまま，ローラーで円を描くなど，様々な複合運動を行う。

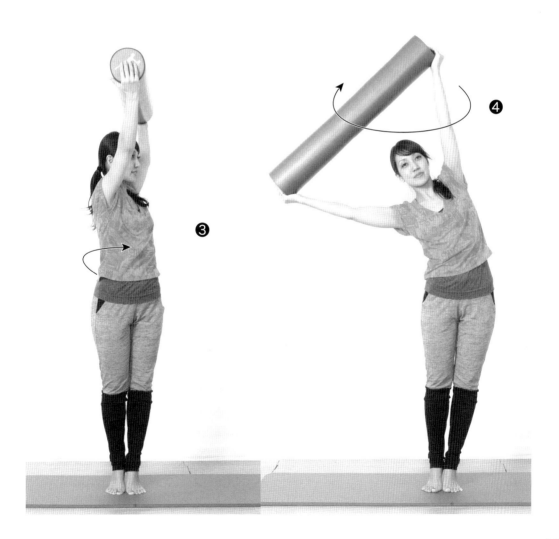

III. 各症状のアセスメントとエクササイズ

バリエーション1：余裕があれば，片足を上げて行う。（難易度を上げる）

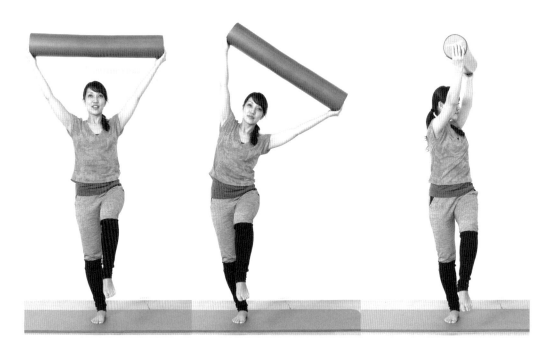

バリエーション2：余裕がなければ，椅子に座って行う。（難易度を下げる）

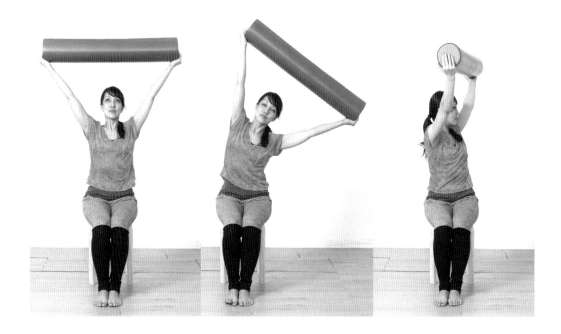

バリエーション3：床に座って（長座位で）行う。（難易度を上げる）

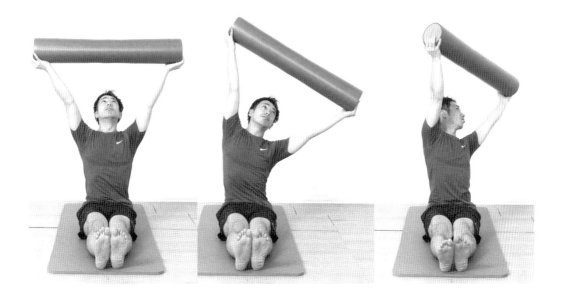

III. 各症状のアセスメントとエクササイズ

4.4.7　内腹斜筋を使って骨盤帯を安定させる：プローン・コンフリクト

　骨盤帯の安定化の要は腹横筋と内腹斜筋である。両方とも骨盤を後傾する作用を持ち，歩行時の骨盤の前傾モーメントに拮抗して骨盤を安定化させる。腰振り歩行は腰椎の不安定性を示唆する典型的な歩容である。骨盤帯が安定していると，股関節が十分に伸展し，ひいては足の蹴りも強くなる。

動　作：

❶ローラーを縦に置き，その上に片方の大腿を乗せ，肘で上半身を支えて腹臥位になる。
　もう一方の足はつま先立ちにし，膝は伸ばして床に着かないように持ち上げる。

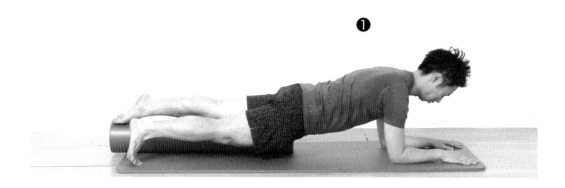

❷ローラーに乗っていないほうの脚を床から上げ，ローラーの上に乗せた脚と同じ高さで保持する。
　肘で床を押し，背中を広くする。
　頭頂とつま先を一直線に引き伸ばす。

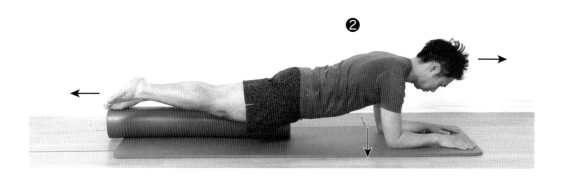

4. 腰痛

バリエーション1：基本動作の❷から，ローラーに乗っている側の膝を曲げる。

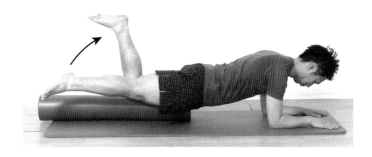

バリエーション2

❶基本動作の❷から，上げている脚を横に開く。

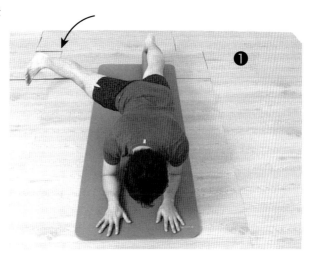

❷さらに可能であれば，上げた脚と反対側の腕を床から上げて横に開く。

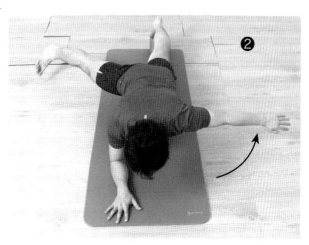

4.4.8 内腹斜筋を使って骨盤帯を安定させる：ワンサイド・オブ・ザ・ボディ

動　作：

❶ローラーを半身だけに当てるようにして，ローラーの上に背臥位になる。
　膝を立て，両足を腰幅に開き床につけるが，踵はつけないようにする。
　両手も指先だけ床につけ，バランスをとる。

❷ローラーに乗っていない側の脚を膝を曲げたまま持ち上げる。

❸その脚の膝を伸ばす。

❹膝を伸ばしたまま，脚を床と平行なところまで下ろす。
　骨盤が床に向かって落ちないように，常に下腹部を意識する。

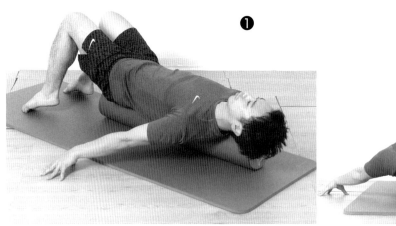

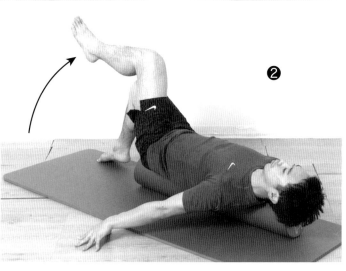

4. 腰痛

バリエーション1：基本動作の❸から，上げている脚と反対側の腕を持ち上げる。その後，腕と足を床と平行なところまで下ろす。

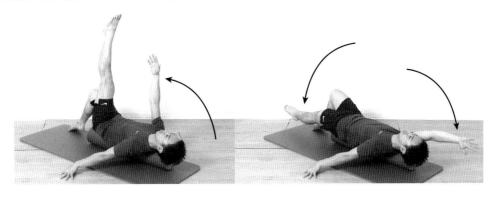

バリエーション2：基本動作の❶から，ローラーに乗っている側の脚を持ち上げ，反対側の腕を持ち上げる。その後，床と平行なところまで下ろす。

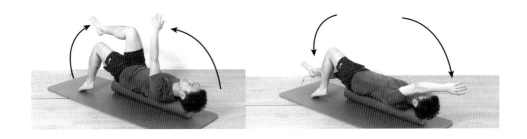

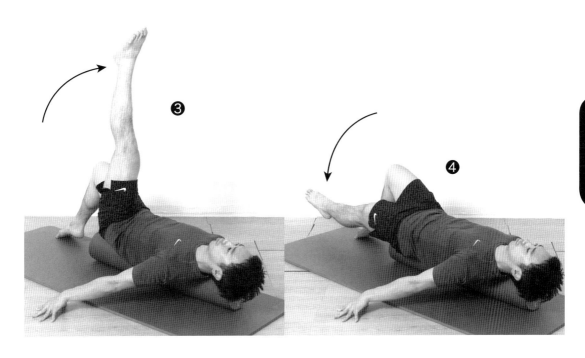

III. 各症状のアセスメントとエクササイズ

4.4.9　腸腰筋を活性化しハムストリングを抑制する：スーパイン・シッティング

　腸腰筋は骨盤を起こし，腰椎の前弯をつくる主要な抗重力筋である．また，この筋肉が適切に働くことで股関節の屈曲が的確に行われ，拮抗筋である大殿筋やハムストリングが伸張される．このエクササイズでは，ハムストリングのストレッチを他動的に行うのではなく，相反神経抑制を用いて，筋緊張の抑制を使ってゆるめていく．

動　作：
❶マットの上に背臥位になり，両膝を曲げて，下腿を床と平行なところまで持ち上げる．
　ローラーを大腿に当て，両手で押しつける．

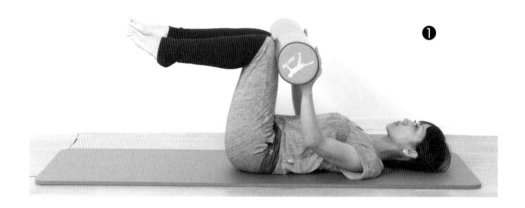

❷片足ずつつま先を床に近づけていく．
　ローラーが動かないように手は大腿に対して押し続ける．

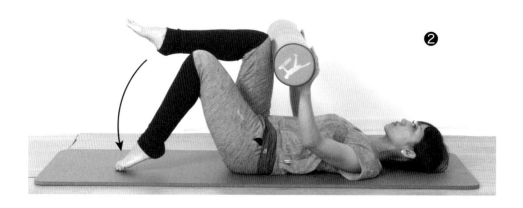

4. 腰 痛

バリエーション1：床に近づける側の脚の膝を伸ばしてから、床と平行になるところまで下ろす。

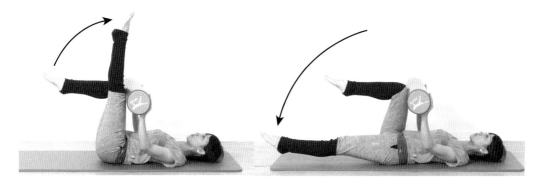

バリエーション2：両膝を伸ばして、バリエーション1を行う。

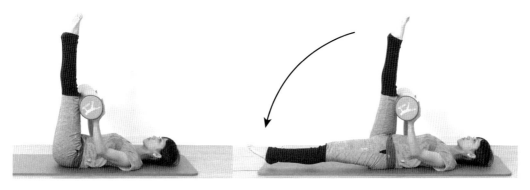

バリエーション3：バリエーション2の開始肢位から、腹筋を使って上体を持ち上げる。

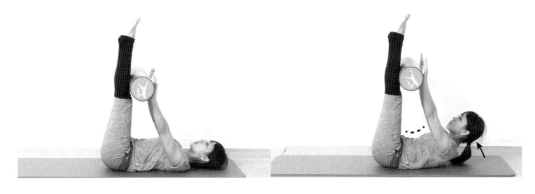

バリエーション4：バリエーション2を行いながら、片脚を下ろした時に腹筋を使って上体を持ち上げる。

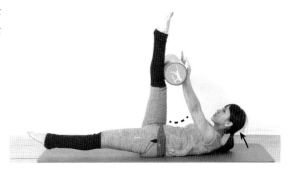

141

III. 各症状のアセスメントとエクササイズ

4.4.10 スウェイバックを改善する：グローイン・バック

　スウェイバックは，骨盤を後傾させて前方に押し，鼠径部が開いた姿勢で，腰部に負担をかける典型的な姿勢である。この姿勢では，腹部の緊張が抜けたぽっこりお腹になり，胸郭も屈曲方向に引き下がり，潰れたような姿勢になる。このエクササイズでは，ローラーを用いることにより，鼠径部を引き込む感覚と腹部の緊張を感じさせ，姿勢への気づきを与える。

動　作：
❶ローラーを鼠径部に当てて骨盤を引く（股関節を引き込む）。
　ローラーを手のひらで後方に向かって押し，胸を開くようにする。

❷つま先立ちになってバランスをとる。
　可能であれば目を閉じる。

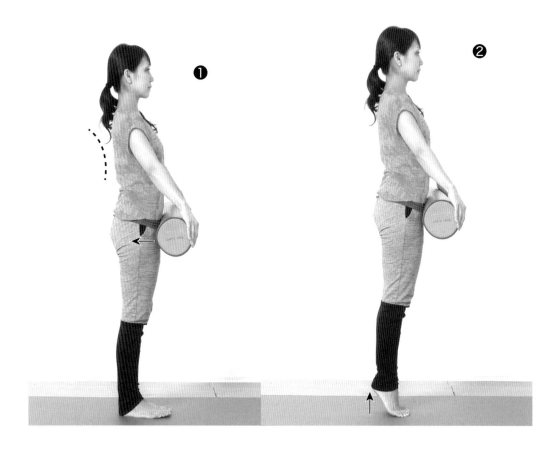

バリエーション：ローラーを後方から骨盤に当て，押し返す。
❶殿部に当てたローラーを殿部で軽く押し返す。肩甲骨は軽く寄せて胸を開くようにする。
❷つま先立ちになってバランスをとる。
❸足踏みをする。
＊可能であれば，目を閉じて❷，❸を行う。

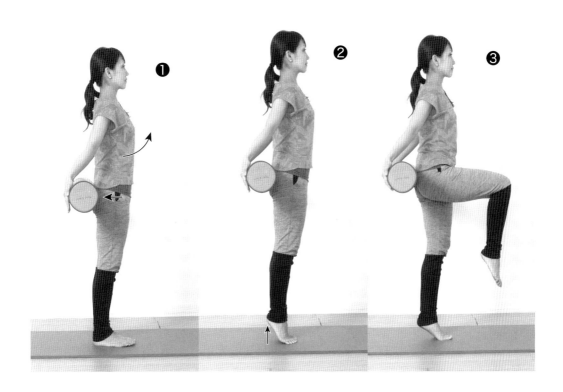

III. 各症状のアセスメントとエクササイズ

4.4.11　前面筋を安定化する：スランティング・アブドミナル

　壁を使うので，床で行うよりも体重支持の負荷を少なくしながら，抗重力筋の働きを促すことができるエクササイズである。個人に合わせて負荷を調節しながら体の前面筋を活性化することができる。主な目的は腹部の安定化である。壁と体の角度を大きくするほど負荷が強くなる。上肢も使うので，肩甲帯，胸郭から骨盤帯まですべてをつなげて動くように心がける。

動　作：
❶壁にできるだけ近づき，ローラーを頭上に持ち上げて立つ。

❷ローラーを壁から離すように上体を反り保持する。

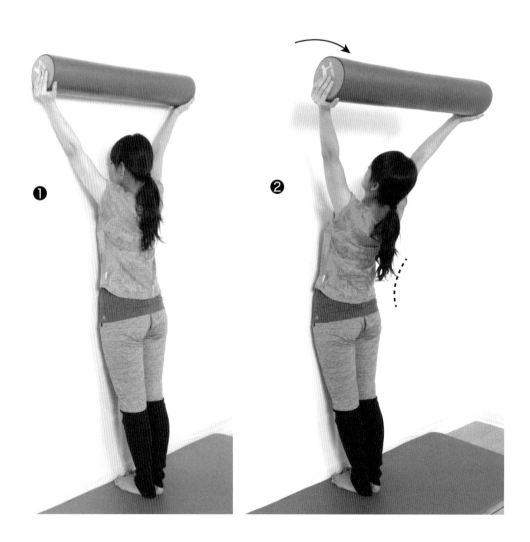

腰痛

144

バリエーション1：背中を壁につけ，ローラーを頭上に持ち上げて立つ．ローラーを前に出しながら，上体を屈曲する．殿部を後ろに引くことができないため，体重が前方に移動し，つま先に力が入る．踵が上がらない程度で止め，保持する．

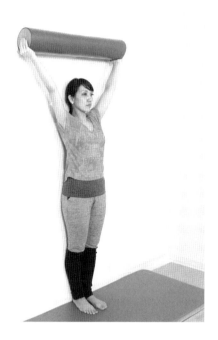 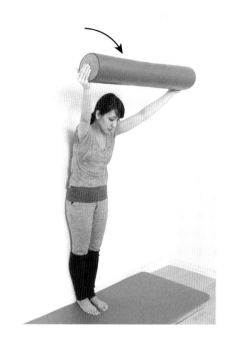

バリエーション2：体の側面を壁につけ，ローラーを頭上に持ち上げて立ち，側屈し，保持する．骨盤を側方に移動させることができないため，動く範囲は狭いが，体幹で上体を支える力を促す．

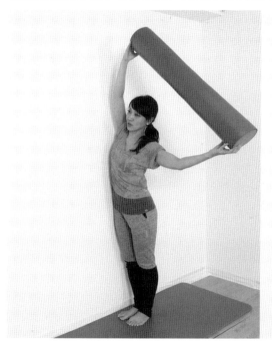 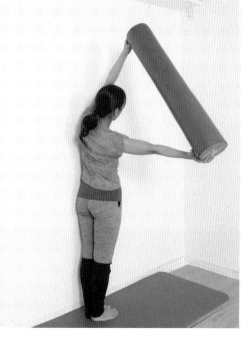

III. 各症状のアセスメントとエクササイズ

4.4.12　腸腰筋を活性化し腹部を伸張する：ソアス・エロンゲーション

　腸腰筋の起始部である腰椎を引き上げることで，腸腰筋の働きを促す。また，みぞおちと恥骨を引き離すことで，腹筋群を伸張し働きやすい状態に調整する。首が反りすぎないように注意が必要である。また，ローラーは第12胸椎に当てるようにし，不安定性が出やすい第4腰椎にはけっして当てないように注意する。ローラーが高すぎる場合は，かまぼこ状のローラーを使うか，巻いたタオルなどで代用しよう。

動　作：
❶ローラーを横向きに置き，その前に座る。
　ローラーに第12胸椎が支点として当たるようにして，背臥位になる。
　手を後頭部に当てて首を伸ばし，膝を立てる。

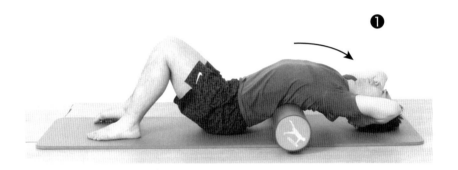

❷片脚をスライドして伸ばす。

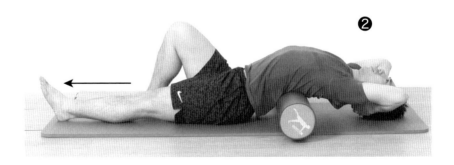

❸さらに可能であれば，伸ばした脚を床から持ち上げる。
　脚の上下を繰り返す。

4. 腰 痛

バリエーション1：基本動作の❶から，膝を開いたり閉じたりする。

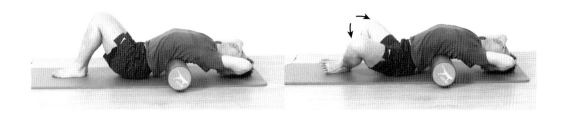

バリエーション2：ローラーを縦に使って行う。

❶ローラーを縦向きに置き，その前に座る。
ローラーの端に第12胸椎が当たるように背臥位になり，ローラーの上に上半身を乗せる。
ローラーの端に手を当て，背を伸ばすようにする。

❶

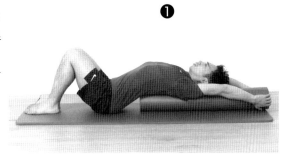

❷骨盤を上げたり下げたりして，腰椎前弯を伸ばす。

❷

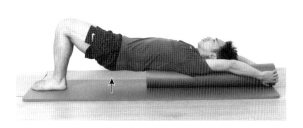

＊ローラーの端に手が届かない場合は，肘を曲げてローラーを挟むようにして行う。

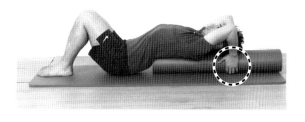

III. 各症状のアセスメントとエクササイズ

バリエーション 3：ローラーに下半身を乗せ，上半身を床に下ろして行う。

❶ ローラーの上に背臥位になり，第 12 胸椎がローラーの端に来るように，上半身を床に下ろす。
両脚がローラーの上に乗るようにし，膝を立てる。
手を体の横に置き，バランスをとる。

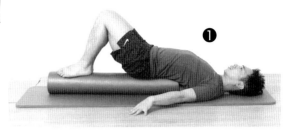

❷ 片側の脚を持ち上げて膝を伸ばし，床と垂直に上げる。

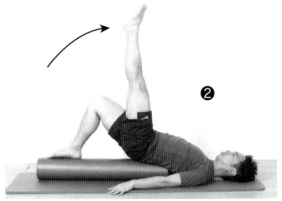

❸ 余裕があれば，脚を上下する。
脚を下ろす時は，反対側の大腿と同じ高さを目標にする。

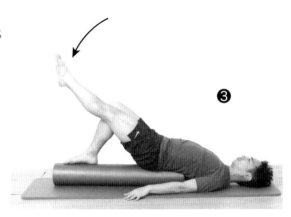

＊床に置く手がローラーに近いほどバランスをとるのが難しくなるので，挑戦したい場合は近く（右の写真），安定させたい場合は遠く（❶～❸）する。

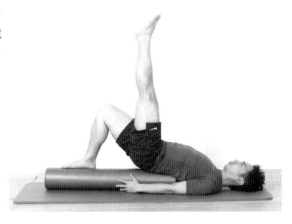

4.4.13　骨盤を安定化し股関節の伸展を活性化する：ドローイング・アブドメン

　殿部を上げることで内臓の位置を上方に引き上げ，腹部を凹ませ，腹斜筋の働きを促す。骨盤帯を安定化した状態で股関節の伸展を特に強調して，鼠径部を開く。

動　作：

❶背臥位になり，殿部を持ち上げて，ローラーを仙骨のあたりに当たるように位置させ，両膝を立て，腹部を意識的に凹ませて準備する。
　片方の脚を床と垂直に持ち上げて，膝を伸ばす。

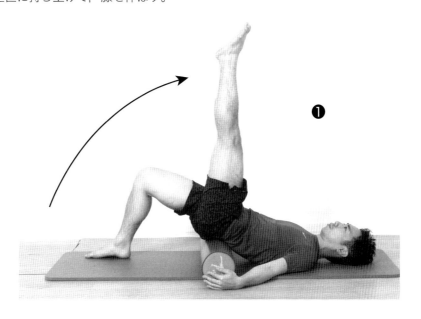

❷脚を上下する。
　脚を下ろす時は，反対側の大腿と同じ高さを目標にする。

＊脚を上下する時に腰が反りやすい（骨盤が前傾しやすい）ので，骨盤が動かないように注意する。

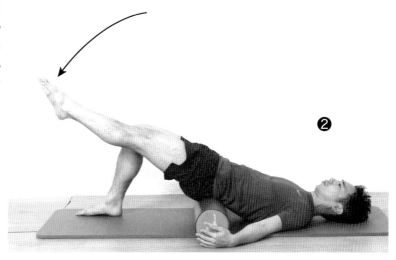

4.4.14 骨盤を安定化し内転筋を活性化する：バランシング・アダクター

正中を意識しながら内転筋の働きを促す。不安定なローラーの上で行うことで，左右差に気づきやすくなる。

動 作：

❶ローラーを縦に置き，その上に背臥位になる。

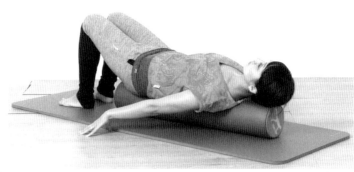

❷脚を持ち上げ，下腿が床と平行になるように膝を直角に曲げる。
手は床につく。

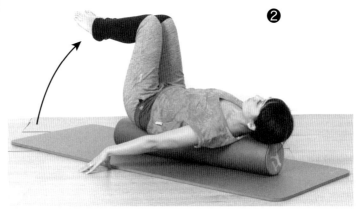

❸両膝を開く。
膝の開閉を繰り返す。

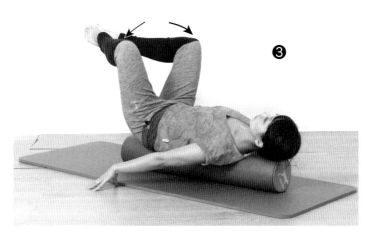

4. 腰 痛

バリエーション 1：基本動作の❷から，片膝ずつ開く。

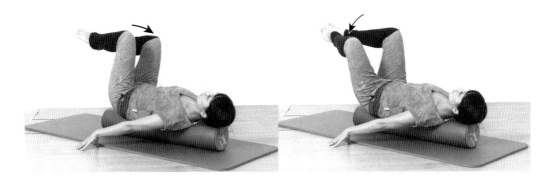

バリエーション 2：膝を伸ばして行う。（難易度を上げる）
基本動作の❶から，膝を伸ばし，脚を床と垂直に持ち上げ，開く。

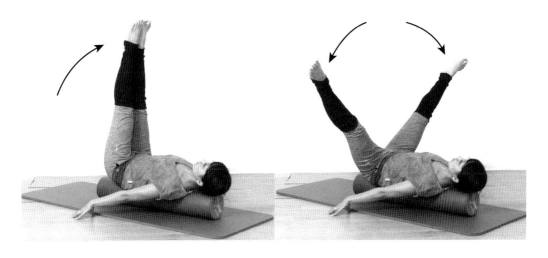

バリエーション 3：膝を伸ばして片脚ずつ開く。（難易度を上げる）

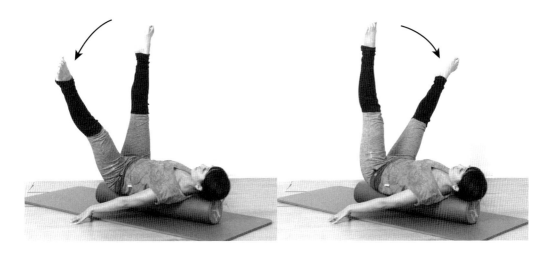

4.4.15 対角線上の連結を高める：デザート・リザード

　腹斜筋は腹部に対角線上に位置して回旋を制御し，脊柱起立筋は背面で回旋を制御している。これらの筋群の求心性収縮と遠心性収縮を促す。

動　作：
❶ローラーを斜めに置き，その上に対角線上の手と膝（写真では右手と左膝）を乗せる。

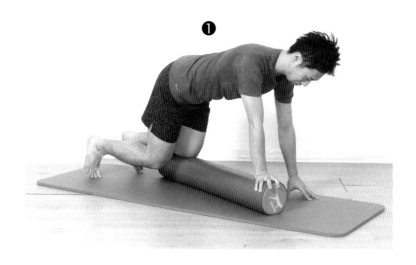

❷ローラーに乗せていない側の腕と脚を床から浮かせる。

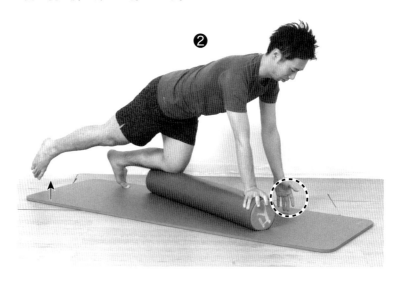

4. 腰痛

バリエーション：基本動作の❷から，腕と脚を外に開く。（難易度を上げる）
＊肘関節に負担がかかりすぎないよう，過伸展に注意し，必ず中間位で支持するようにする。

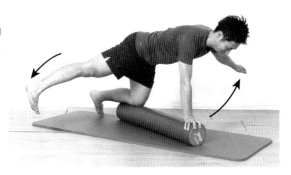

❸その腕と脚を床と平行になるところまで上げ，遠くに伸ばす。

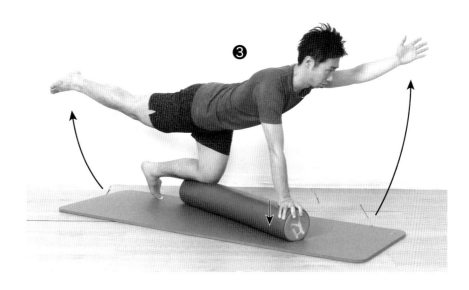

腕と脚の上げ下ろしを繰り返す。
下ろす時にローラーに乗せている手を押すことで，腹筋群の働きを促す。

III. 各症状のアセスメントとエクササイズ

4.4.16　エロンゲーションを意識しながら体幹の安定性を高める：
　　　　　スーパイン・アブドミナル

　四肢を重りに使い，体のエロンゲーションを意識しながら体幹を鍛える。バリエーションが多いため，クライアントの状態に合わせて負荷を加えていくことができる。

動　作：
❶マットの上に背臥位になり，膝を立て，ローラーを持ち両腕を床と垂直に上げる。
　ローラーを手のひらに乗せる。

＊肩甲骨を床から浮かし，前方突出位を保持する。

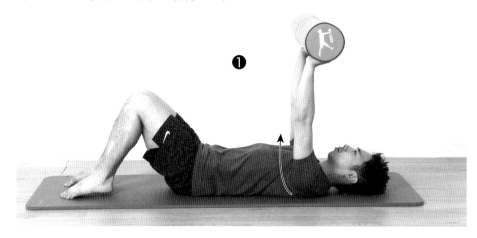

❷ローラーを手のひらに乗せたまま，腕を頭の上の方向に
　倒し，床に近づける。

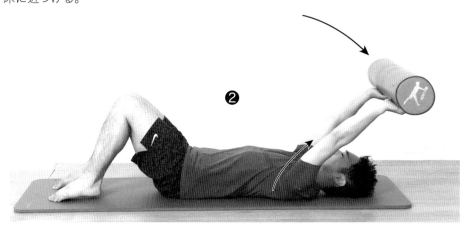

腕の上げ下ろしを繰り返す。

＊ローラーは常に視野の範囲で動かすようにする。
＊肩甲骨が床に着かないように，前鋸筋を使いながら動かす。

バリエーション1：基本動作の❶から，片脚を床と垂直に上げ，さらに膝を伸ばしながら床の近くまで下ろす。

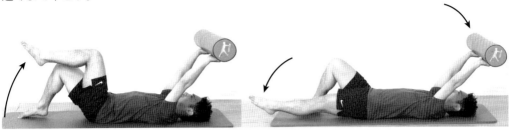

バリエーション2：両脚を上げてから，バリエーション1を行う。

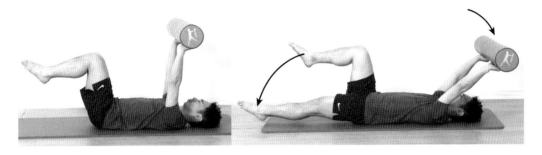

バリエーション3：膝を伸ばしてバリエーション2を行う。（難易度を上げる）

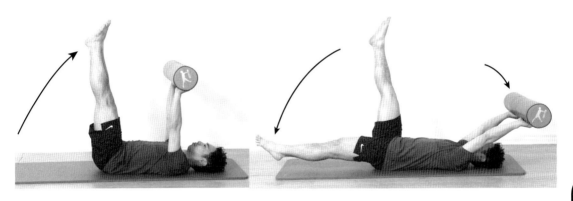

バリエーション4：両脚を同時に動かしてバリエーション3を行う。（難易度を上げる）

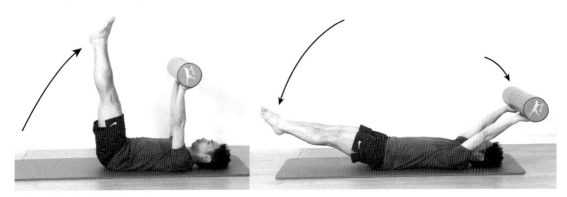

■その他の推奨されるエクササイズ，マッサージ

以下のエクササイズとマッサージも，腰痛に対して効果がある。詳細については，別書『ファンクショナルローラーピラティス』を参照していただきたい。

- スパインツイスト（p.38）
- ソウ（p.40）
- ヒンジバック（p.42）
- チェストリフト（p.44）
- デッドバグス（p.46）
- オールフォアーズ（p.54）
- ニーリング・ダート（p.59）
- スタンディング・エロンゲーション（p.60）
- ニュートラルランジ（p.62）
- フロッグ（p.80）
- ローリング・ライクアボール（p.92）
- エッジ・トゥ・エッジ（p.142）
- サイド・リフト（p.146）
- スイミング（オンローラー）（p.166）
- セレイタス（p.171）
- スタンディング・ローテーション（p.192）
- プラム・チェック（p.203）
- セルフストレッチ 1.4.2（p.210）
- セルフストレッチ 1.4.3（p.210）
- セルフストレッチ 1.7　下腿三頭筋（坐骨神経）のフロッシング（p.212）
- セルフストレッチ 1.8　坐骨神経のフロッシング（p.213）
- セルフストレッチ 1.20　腰椎の牽引（p.222）
- セルフマッサージ 2.4　ハムストリングのマッサージ（p.225），

　　　　　（カッコ内は『ファンクショナルローラーピラティス』の該当ページ）

4. 腰痛

■腰痛に関係する骨，関節，靱帯，筋肉

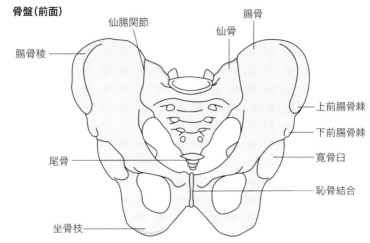

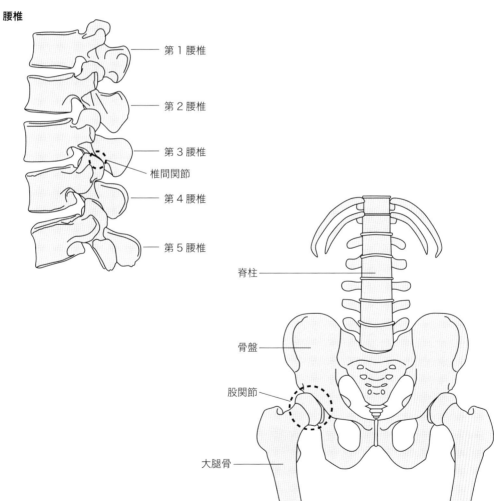

III. 各症状のアセスメントとエクササイズ

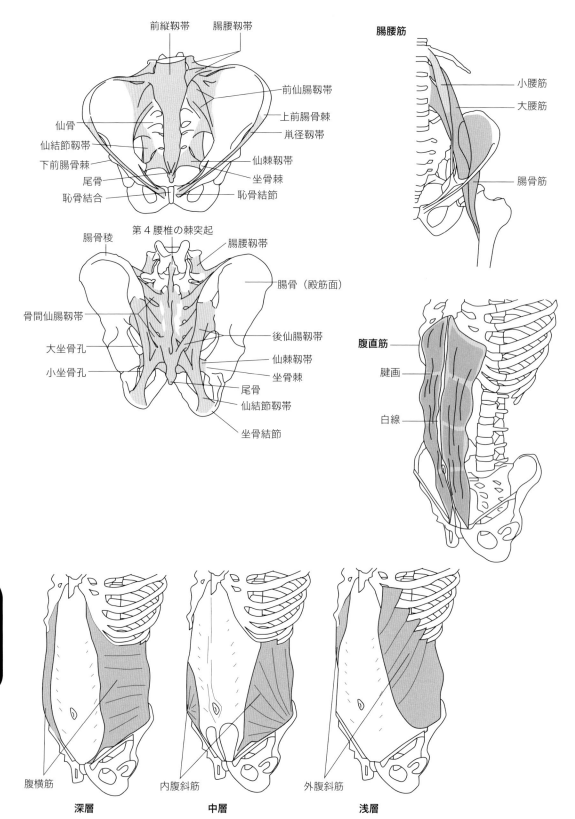

4. 腰痛

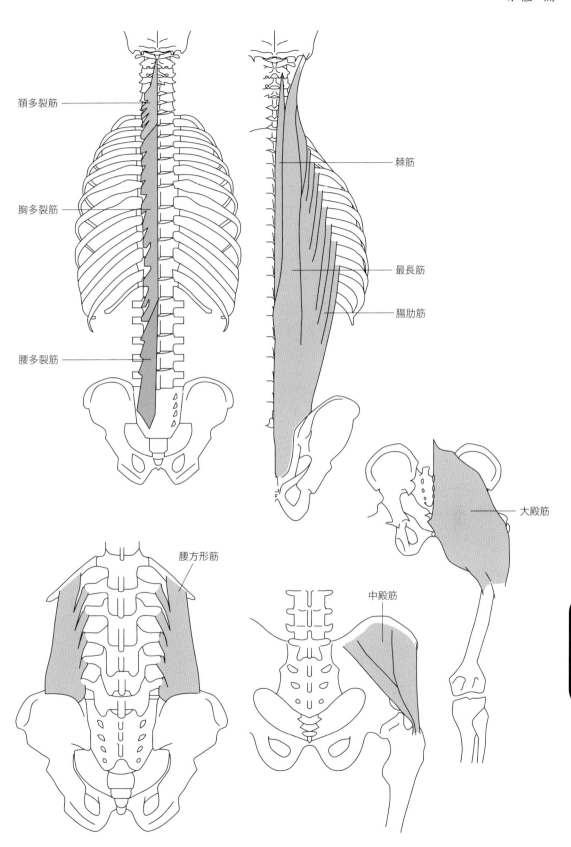

III. 各症状のアセスメントとエクササイズ

5
その他の症状

5.1 浮腫

　立ちっぱなし，座りっぱなしなど，下肢を下げたまま動かない状態が続くと，血液のうっ滞が起こり，脚がむくむ。これを浮腫という。栄養状態などによる浸透圧バランスにより起こるものや，心臓や腎臓の機能障害，動脈硬化などの病気で起こるものもあるが，ここでは日常的に脚に起こる浮腫について考えていく。

　血液を下（足先）から上（心臓）に戻すのは，筋肉の「ミルキングアクション」という働きである。主に腓腹筋というふくらはぎの筋肉がその役割を担っている。本来は歩行時にこの筋肉が収縮・弛緩を繰り返すことで血液を戻すが，動かずにいるとこの筋肉も動かず，血液のうっ滞が起こる。

　また，加齢や運動不足などにより筋力が低下すると，このふくらはぎの筋肉の働きも悪くなり，浮腫も起こりやすくなる。

　改善するためには歩くことが最も効率がよいが，座り仕事などで歩く時間がなかなかとれないということも多い。ふくらはぎの圧力を高める目的でストッキングなどもつくられているが，道具を使わなくても，筋肉を収縮させれば自然と圧力は上がる。

　姿勢の視点からみると，重心が後方にあるとふくらはぎの筋肉は弛緩し，前方にあると緊張する（図3-5-1）。立っている時の姿勢も習慣なので，どこに重心を置いているか，意識

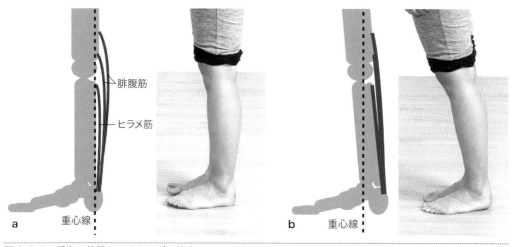

図 3-5-1　重心の位置とふくらはぎの筋肉
重心が後方にあると，腓腹筋などのふくらはぎの筋肉は弛緩し（a），前方にあると緊張する（b）。

することが必要である。歩行時も，潰れた姿勢で後方重心になっていては蹴りが不十分となり，効率的なミルキングアクションが行われない。

常に重心の位置を意識することが大切である。また，体を上に伸ばす時には全身を使って，特に体幹を意識してエロンゲーションを起こすことが重要である。

重心の位置とふくらはぎの緊張の変化を確認してみよう。立った状態でふくらはぎに触れて重心を前後に移動させると，ふくらはぎの緊張が変わることを実感できるだろう。

ここで注目すべきことは，やみくもに前方重心がよいわけではないことである。足部が床を押し返すことができるだけの強さを持っている必要がある。形態的指標として，足部のアーチがある。アーチの低下は剛性の低下を示している。アーチがしっかりと形成されている時，足部の剛性は高く，床を押し返す（蹴る）ことができる。

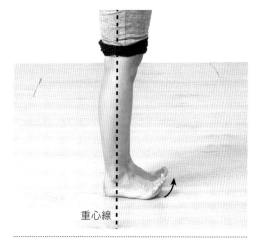

図 3-5-2　ニュートラルな重心の位置を知る
つま先を上げると，重心が後ろに移動し，足のアーチが上がる。この状態を維持したままつま先を下ろすと，正しい重心の位置となる。

ニュートラルな重心の位置を知るには，以下のような方法で行う。立った状態で，つま先（足趾）を上げる（ウィンドラスメカニズムを働かせる）（図 3-5-2）。多くの人は，やや後方に重心が移動したと感じるのではないだろうか。そして，足のアーチが高くなったと感じるだろう。このアーチの上がった状態を維持したまま，つま先を下ろし，床をつかむ。ここが正しい重心の位置であり，足部の剛性が高まった状態である。

しかしこの位置はニュートラルな位置であり，歩く時にはよいが，立ちっぱなしの場合には，ふくらはぎの筋力を使っていないため，浮腫予防に十分ではない。浮腫対策には，もっと前に重心を置き，ふくらはぎを緊張させたほうがよい。

ただし，重心を前に置くといっても，スウェイバックのような不良姿勢では，筋肉が適切に機能しない。あくまでもニュートラルなアライメントから，少しだけ前に重心を置くという意識が必要である。また，重心を前方に移動する代わりに，踵を少しだけ持ち上げ，軽くつま先立ちするようにして，下腿の緊張を高める方法もある。状況によって重心の位置を使い分けられるとよいだろう。

III. 各症状のアセスメントとエクササイズ

ワーク：重心の位置により踏ん張る力が変わるのを体験してみよう

❶重心をやや前に置いて立ち，パートナーに仙骨を軽く押してもらう。

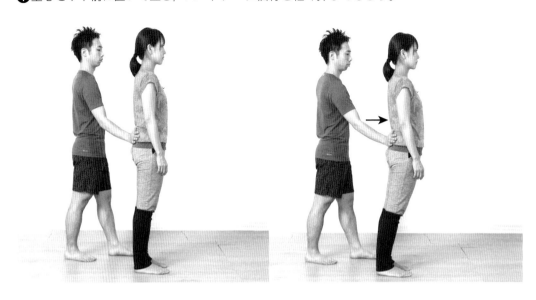

❷次に，つま先を上げてアーチを引き上げ，そのままつま先を床に下ろして立つ。
同じようにパートナーに仙骨を軽く押してもらう。

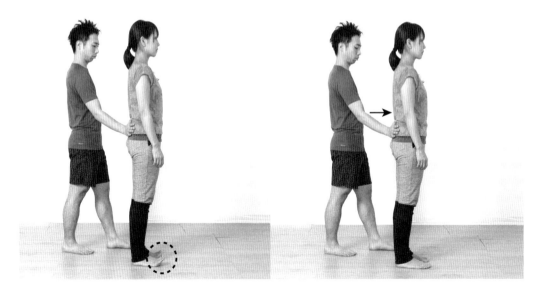

❷のほうが強く踏ん張れると思う。強く踏ん張れるということは，腓腹筋や足底の内在筋が機能しており，歩いている時にミルキングアクションが的確に起こることを示す。

■推奨されるエクササイズ，マッサージ

- デッドバグス（p.46）
- ヒールレイズ（p.70）
- ブリッジ（p.94）
- シザース（p.98）
- バイシクル（p.99）
- ヘリコプター（p.100）
- アンクルプッシュ（p.168）
- フットバランス（p.172）
- ハイランジ（p.186）
- 蹲踞（p.188）
- アンクル・セット（p.194）
- ジャンピング（p.195）
- バック・ステップ（p.202）
- セルフストレッチ1.7　下腿三頭筋のフロッシング（p.212）
- セルフマッサージ2.8　下腿三頭筋のマッサージ（p.228）

（カッコ内は「ファンクショナルローラーピラティス」の該当ページ）

5.2 自律神経症状

自律神経は交感神経と副交感神経からなり，互いにバランスをとりながら，意思とは関係なく体の恒常性を維持している。自律神経の不調は，以下のような多くの症状を惹起する。

5.2.1 自律神経の不調により起こる症状
- 倦怠感
- 下痢
- 動悸
- 起立性低血圧
- めまい
- ふらつき
- 発汗
- イライラ
- 頭痛
- 吐き気
- 不眠
- 食欲不振
- 不安感

多くは不規則な生活習慣，神経質な性格，ストレス過多などが原因である。自律神経は，交感神経，副交感神経のどちらか一方だけが働けばよいわけではなく，状況に応じてそれぞれが的確に働くことが重要である。

自律神経の働きをみる代表的な指標として，心拍変動（呼吸性不整脈）をみてみよう

❶呼吸を深くする。

❷橈骨動脈（図3-5-3）に触れる。

❸呼吸による脈の変化を確認する。
　変化が明確（吸う時に速くなり，吐く時に遅くなる）：自律神経が安定している。
　変化が不明確（吸う時も吐く時も速さが変わらない）：自律神経が不安定である。

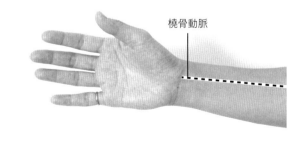

図 3-5-3　橈骨動脈の位置

5.2.2　自律神経の不調の原因と考えられるもの
- 自身の体の状態に鈍感で，ストレス過多でもそれに気づかない。
- 昼夜逆転などの不規則な生活。
- 神経質で緊張しやすい性格で，かつ緊張状態が持続している。

5.2.3　改善方法
　エクササイズを行う時に，自分の体に対する意識を持って行い，リラックスする時には，力が抜けている感覚に集中する。エクササイズのクラスにメリハリをつけることによって，自律神経に刺激を与えることができる。

　ヨガのクラスのように，クラスの中でリラックスする時間をつくったり，自分の体の状態を観察する機会を提供したりすることもよいだろう。

5.2.4　フォームローラーを使ったリラックス法
❶フォームローラーの上に背臥位になり，目を閉じて，手足を開き，リラックスする。
❷自分の呼吸を観察する。
❸息を吸う時に体が持ち上がるように拡張し，吐く時に沈み込むように縮むようにイメージする。
❹数回呼吸したら，大きく伸びをしながら深呼吸して，起き上がる。

■推奨されるエクササイズ，マッサージ
- サイド・フロー（p.116）
- プラム・チェック（p.203）
- セルフマッサージ 2.10　頚部筋背面のマッサージ（p.230）
- リラックス法 3.1（p.231）
- リラックス法 3.2（p.231）

　　　　　　　　　（カッコ内は「ファンクショナルローラーピラティス」の該当ページ）

III. 各症状のアセスメントとエクササイズ

5.3 歩行の異常

歩行はヒトという動物の基本的な移動形式で，魚であれば泳ぐこと，鳥であれば飛ぶことのように，生きることに直結するロコモーションである。ヒトは歩くために体を進化させてきた。そのため，私たちの運動機能はすべて歩行に直結するといっても過言ではない。鳥に羽があるように，私たちには腕よりも長い脚がある。

本書では姿勢を中心に解説してきたが，最終的な目標は正しい歩行動作である。歩行の詳細に関しては他書に譲るとして，ここでは歩行を確認する時の大まかな要点と，代表的な異常歩行，そして改善のためのFRPエクササイズを紹介する。

5.3.1 歩行の観察
観察のポイント
- 腕は振れているか（捻りがあるか）。
- 歩くリズムは一定か（100 BPM前後）。
- 蹴れているか。
- 前方に推進しているか（停滞していないか）。
- 体が左右にぶれていないか（正中化しているか）。
- 柔らかさがあるか。
- 視線は適切か（下ではなく斜め上を見ているか）。

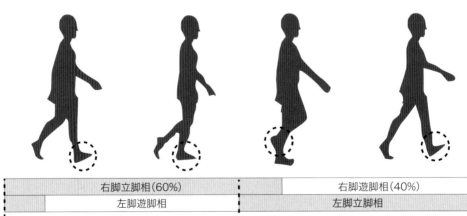

図 3-5-4　歩行周期

観察の視点
- 前額面：前後から観察する。
- 矢状面：横から観察する。
- 水平面：前後から観察するとともに，骨盤帯や肩甲帯に触れながら一緒に歩いて確認する。

5.3.2 異常歩行
- **デュシェンヌ様歩行**：体を左右に傾けて歩く歩き方で，特に傾いた股関節を外転位にすることが特徴的である。外転筋の筋力低下というよりは，上半身重心の偏位による股関節ストラテジーの結果として起こっていることが多い。

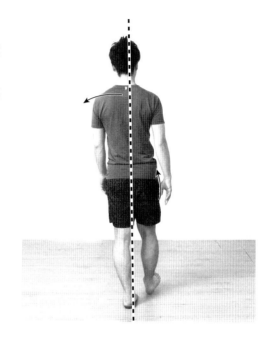

- **墜落性歩行**：片側の脚だけが墜落するように着地する歩き方で，脚長差や股関節疾患が示唆される。墜落する側と反対側の脚では，時に伸び上がるような現象がみられることもある。

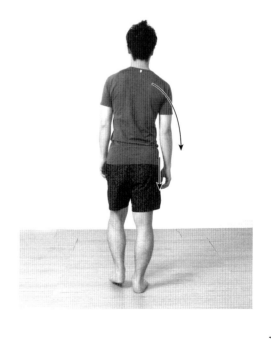

III. 各症状のアセスメントとエクササイズ

- **腰振り歩行**：骨盤を回旋させて歩く歩き方。胸郭と骨盤帯の連結が不十分なため、このような歩き方になると考えられる。股関節の伸展制限や腰部の不安定性が示唆される。椎間板ヘルニアや腰椎すべり症の人に多くみられる。

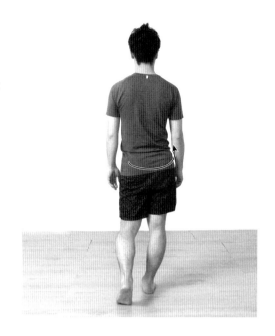

- **鶏歩**：つま先から着地する歩き方。下垂足が示唆される。

正しい歩行へ導くためには、まずは徹底した姿勢の修正が必要である。姿勢は動きの条件であり、姿勢が崩れていれば歩容も必ず崩れる。特に歩行は、片足でのバランスが必要となる非対称性の動きなので、頭部から骨盤までの中心が安定し正中化されていないと、動いた時に左右差がさらに強調されることになる。

5.3.3 FRPエクササイズ

ピラティスの原理原則は歩行をするヒトのための原則そのものでもあるため，すべてのエクササイズが歩行のためのエクササイズであるといってもよいほどである。ここでは，立って行うエクササイズと，壁を使って行うエクササイズをいくつか紹介する。

体幹の回旋と股関節の伸展を繋げる：ステッピング・ローテーション

歩行では体幹の回旋（捻ること）が重要である。体幹を捻ることで腕の振りが生じ，また骨盤との連動で股関節の伸展（支持側）や屈曲（遊脚側）につながる。このエクササイズでは，体幹の回旋と股関節の伸展を強調し，その連動性を高める。

動　作：

❶両足を前後に開いて立ち，斜め前（後ろの足の側の外側）に置いたローラーの上に片手を置く。

❷後ろの足を前に大きく踏み込むと同時に，ローラーの方向に体幹を捻り，ローラーを持っている腕を遠くに伸ばす。同時に，反対側の腕を上げ，天井に向かって伸ばす。視線はローラーに向ける。

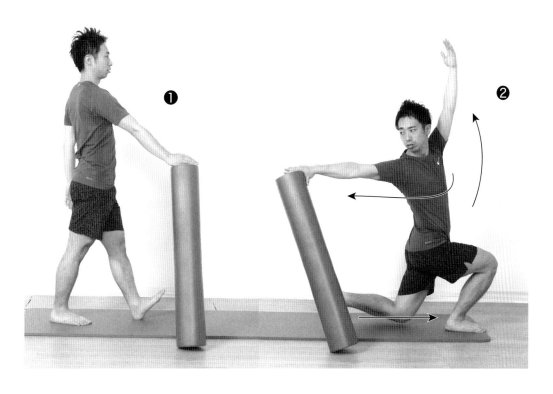

III. 各症状のアセスメントとエクササイズ

体幹の回旋と股関節の屈曲を繋げる：トータル・ローテーション

　体幹を捻る力を股関節の屈曲，内転に繋げる。ローラーを押すことで捻りを深め，同時に股関節の動きも促す。関節を1つひとつ使うのではなく，連動させてそのつながりを高めることで，より複合的で機能的なエクササイズになる。

動　作：

❶ローラーを斜めに置き，その上に同じ側の手と膝を置く。
　反対側の足は床の上に置いて膝を直角に曲げ，片膝立ちになる。
　反対側の手はローラーの側面に軽くつける。

❷ローラーの上の手を押しながら，体幹を捻り，反対側の手を上に上げる。
　視線は上に向ける。

❶〜❷を繰り返す。

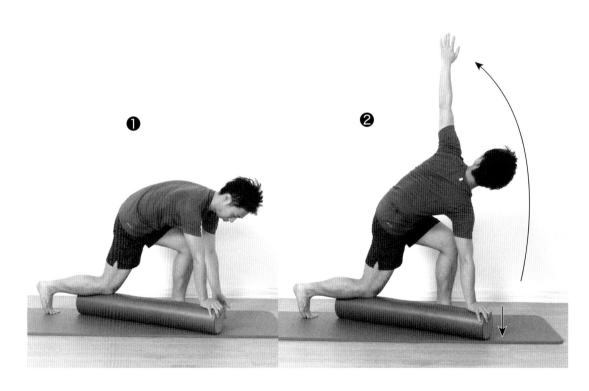

5. その他の症状

ポイント・ゲイト

壁と腹部の間にローラーを挟み、壁を押しながら足踏みをする。推進力を意識できると同時に、体の正中化を意識することができる。

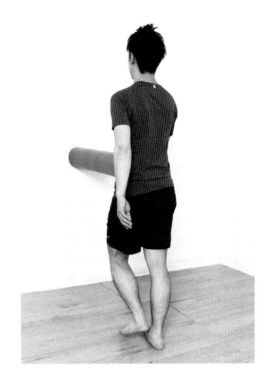

■その他の推奨されるエクササイズ
- デッドバグス（p.46）
- レッグ・エロンゲーション（p.150）
- ワンレッグ・サイストレッチ（p.164）
- タンデムウォーク（p.180）
- ゲイトローテーション（p.187）
- スタンディング・ローテーション（p.192）
- バック・ステップ（p.202）
- セルフストレッチ1.3. 腸腰筋のストレッチ（p.208）

（カッコ内は「ファンクショナルローラーピラティス」の該当ページ）

索 引

●あ行

アーティキュレーション 6
アームピッツオープニング 82
足首 34
アセスメント 12
アッパー・ティー・エクステンション 50
アップ・アンド・ダウン 126
アライメント 7, 13, 92
アライメントチェック 14
アリスサイン 28

イクイップメント 9
痛み 74, 94, 120
イン・アウト・スキャプラ 60
インナーマッスル 5

ウィンドラス・スクワット 100
ウエイト・ベアリング 81
ウォール・スクワット 101
ウォール・ローラー 85
運動連鎖 7

腋窩 82
エクセントリック・コントロール 128
エロンゲーション 5, 113, 121, 122, 154
遠心性収縮 128, 130, 132
鉛直線 7, 13

●か行

外側側副靱帯 110

外側半月板 110
外腹斜筋 67, 158
下後鋸筋 88
下前腸骨棘 157
肩関節 65, 69, 83, 85
肩こり 40
滑走 19
可動域 17, 69, 92
可動域制限 17, 33
関節 19
関節弛緩性 23
環椎後頭関節 44, 49, 62

機能的脚長差 28
脚長差 28
臼蓋形成不全 33
胸郭 45, 73, 87
胸鎖乳突筋 63
胸式呼吸 46
胸椎 48, 50
棘下筋 88
棘筋 159
棘上筋 88
距骨 109
距骨下関節 109
距腿関節 109
筋肉 18, 37

頚 49
首 59
首こり 40
クレイグテスト 25

索 引

クレンチング　40
グローイン・バック　142
クロスオーバー　122

脛骨　109
脛骨大腿関節　109
頚椎　62
鶏歩　168
肩甲挙筋　64
肩甲骨　57, 65, 70, 84, 87
肩甲上腕関節　87
肩鎖関節　87

コア　6
後十字靱帯　110
抗重力伸展活動　5
後脛骨筋　111
後頭下筋群　63
広背筋　64
股関節　98, 104, 157, 170
股関節ストラテジー　103
呼吸　73
呼吸性不整脈　164
呼吸法　47
腰振り歩行　168
個性　12
骨格　24
骨盤　114, 124, 147, 157
骨盤帯　136, 138

●さ行

座位姿勢　47
最長筋　159
サイド・アーム・スイング　79
サイド・リーチ　59
鎖骨　87

坐骨　114
左右差　113, 118, 121
三角筋　88

自覚症状　2
弛緩性　23
矢状面　14
姿勢　13, 17, 43
姿勢アセスメント　13
視線　7
膝蓋骨　109
膝蓋大腿関節　109
膝窩筋　111
斜角筋　63
柔軟性　121
小円筋　88
上後腸骨棘　14
踵骨　109
症状　2
上前腸骨棘　14, 157
小菱形筋　64, 88
上腕三頭筋　88
上腕二頭筋　88
ショック・アブソーバ　104
ショルダー・インターナル・ローテーション　78
ショルダー・エクスターナル・ローテーション　76
ショルダーバッグ　47
自律神経　164
心拍変動　164

スウェイバック　93, 119, 142
スウェイング・グラス　57
スーパイン・シッティング　140
スーパイン・アブドミナル　154

頭蓋骨　34
スキャプラ・ローテーション　84
スキャプラプレーン　65
スクーター　98
スクリーニング　12
頭上運搬　49
ステッピング・ローテーション　169
ストレートネック　40
ストレス　47
ストレッチ　75
スマートフォン　47
スラスト　90, 95, 96
スランティング・アブドミナル　144
スロープ　96

制限因子　17
正中化　95
生理的弯曲　119
脊柱　6, 56, 114
セルフマッサージ　75
ゼロポジション　66
前額面　15
前鋸筋　67, 81, 88
前脛骨筋　111
仙骨　157
前十字靱帯　110
仙腸関節　113, 157
前捻角　24, 26, 91, 95

ソアス・エロンゲーション　146
僧帽筋　64
足部　96
側弯症　32

●た行
ダイアゴナル・クリスクロス　130

大円筋　88
体幹　6, 82, 84, 154, 170
大胸筋　51, 88
対症療法　2
大腿骨　109
大腿四頭筋　102, 110
大殿筋　159
対立運動　67
大菱形筋　64, 88
多裂筋　159
タンデム・ウォール　103
短腓骨筋　111

チェスト・アップ　56
中殿筋　159
腸骨回旋偏位　30
腸骨稜　29, 114, 157
長腓骨筋　111
長母趾屈筋　111
腸腰筋　110, 140, 146, 158
腸肋筋　159

椎間板ヘルニア　113
椎骨　6
墜落性歩行　167

デイパック　48
手首　33
デザート・リザード　152
デュシェンヌ様歩行　167

頭部前方位　40
トータル・ローテーション　170
ドローイング・アブドメン　149

●な行

内旋筋 78
内側広筋 100
内側側副靱帯 110
内側半月板 110
内転筋 150
内腹斜筋 136, 138, 158

ニーリング・ドット 124
ニュートラルポジション 19, 112

ネック・バック・ストレッチ 55

伸び 5

●は行

背筋群 126
歯ぎしり 40
パソコン 47
バッグ 118
バック・サポート 102
バックストローク 83
ハムストリング 110, 140
バランシング・アダクター 150
バリアスネス 132
半棘筋 63
板状筋 63
反張膝 22, 93
ハンドバッグ 47

腓骨 109
尾骨 157
膝 98, 106
ビジュアル・アナログ・スケール 46
腓腹筋 111
ピラティス 4

ヒラメ筋 111

ファンクショナルローラーピラティス 9
フォームローラー 9
腹横筋 158
腹直筋 158
浮腫 160
腹筋 102, 128, 130, 132
ブラキシエーション 65
フラットバック 31
プローン・コンフリクト 136

ヘッド・プッシュ 61
偏位 7
変形 33

ポイント・ゲイト 171
歩行 104, 166
歩行動作 73, 94, 119
骨 36

●ま行

マウスピース 48
まっすぐ 16
まんなか 61

メカニカルストレス 16

●や行

床反力 16

腰椎 116, 157
腰方形筋 159

●ら行

ラキシティ 23

リーチ動作 72
リラックス法 165

ローテーターカフ 66, 68
ローラー・グリップ 80
ロック 21

●わ行
ワンサイド・オブ・ザボディ 138
ワンレッグ・エロンゲーション 106

●欧文索引
Allis' sign 28
ASIS：anterior superior iliac spine 14

Craig's test 25

FAI：femoroacetabular impingement 31

GRIPPONE 10

knee-in 24

O脚変形 89

PSIS：posterior superior iliac spine 14

VAS：visual analog scale 46

X脚変形 89

●著者
中村　尚人（なかむら　なおと）

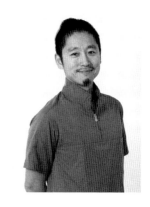

株式会社P3 代表取締役，一般社団法人日本ヘルスファウンデーション協会代表理事，予防運動アドバイザー，理学療法士，ピラティスインストラクター（Polestar Pilates Rehabilitation Instructor Course），ヨガインストラクター（E-RYT500：Registered Yoga Teacher）（VYASA, INTL YTIC：Vivekananda Yoga Anusandhana Samsthana International Yoga Therapy Instructor Course），温泉利用指導者。ファンクショナルローラーピラティス®，エボリューションウォーキング®考案者。

1999年　理学療法士免許取得。学校法人東京慈恵会医科大学附属第三病院，同柏病院，社団法人永生会永生クリニック，老人保健施設マイウェイ四谷勤務を経て，2011年　東京都八王子市にstudio「TAKT EIGHT」設立。ピラティス第1世代ロリータ・サンミゲルワークショップへ参加。2012年　株式会社P3設立。2014年　一般社団法人日本ヘルスファウンデーション協会設立，現在に至る。

著書に『コメディカルのためのピラティスアプローチ』(2014, ナップ)，『ファンクショナルローラーピラティス—フォームローラーでできる104のエクササイズ—』(2016, ナップ)，『いちばんよくわかる　ピラティス・レッスン』(2019, 学研)，『効かせるヨガの教科書』(2021, 主婦の友社) など，訳書に『ティーチングピラティス』(2010, ナップ，監訳)，『ピラーティス・アナトミィ』(2013, ガイアブックス，監訳) など，DVDに『DVD ピラティス入門』(2013, BABジャパン，出演・監修)，「DVD ピラティスで最高の芯を作る」(2019, BABジャパン，監修) などがある。

●写真モデル
保坂　知宏（ほさか　ともひろ）
ファンクショナルローラーピラティス®マスタートレーナー，理学療法士，ヨガインストラクター

中村　萌美（なかむら　めぐみ）
ファンクショナルローラーピラティス®マスタートレーナー，鍼灸師，NSCA認定パーソナルトレーナー

症状別ファンクショナルローラーピラティス
アセスメントからフォームローラーを用いたエクササイズまで　　　　　　（検印省略）

2017年10月28日　第1版　第1刷
2022年　5月　1日　同　第2刷

　　　　　　　　　　　　　　　著　者　中村　尚人　Naoto Nakamura
　　　　　　　　　　　　　　　発行者　長島　宏之
　　　　　　　　　　　　　　　発行所　有限会社ナップ
　　　　　　　　　　　　　　　〒111-0056　東京都台東区小島1-7-13 NKビル
　　　　　　　　　　　　　　　TEL 03-5820-7522／FAX 03-5820-7523
　　　　　　　　　　　　　　　ホームページ　http://www.nap-ltd.co.jp/
　　　　　　　　　　　　　　　印　刷　三報社印刷株式会社

Ⓒ 2017　Printed in Japan　　　　　　　　　　　　　　　　　　　ISBN 978-4-905168-50-8

JCOPY　〈出版者著作権管理機構　委託出版物〉
本書の無断複製は著作権法上での例外を除き禁じられています。複製される場合は，そのつど事前に，出版者著作権管理機構（電話 03-5244-5088, FAX 03-5244-5089, e-mail: info@jcopy.or.jp）の許諾を得てください。